AF546724

ANDREAS NEUMANN

NEBENNIEREN SCHWÄCHE

GANZHEITLICH BEHANDELN

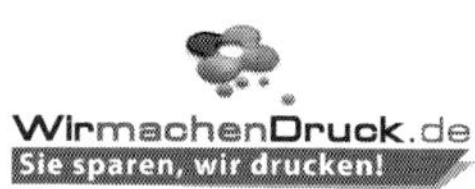

Email: info@edition-jt.de
www.edition-jt.de

JT Handels UG
Berumer Str. 44
26844 Jemgum

Inhalt

Über die Bedeutung der Nebennierengesundheit

Als Leser dieses Buches über Nebennierenschwäche halten Sie bereits einen wertvollen Leitfaden in den Händen, der Ihnen dabei helfen wird, ein tieferes Verständnis für dieses komplexe Thema zu entwickeln. In den folgenden Kapiteln werden Sie einen umfassenden Einblick in die Funktionsweise der Nebennieren, die Symptome von Nebennierenerkrankungen und die verschiedenen Aspekte der Nebennierengesundheit erhalten.

Doch das ist erst der Anfang. In den weiteren Kapiteln werden Sie noch tiefer in die Materie eintauchen und sich mit entscheidenden Themen auseinandersetzen, die Ihnen wertvolle Erkenntnisse und Tools für ein gesünderes Leben liefern werden. Sie werden den Zusammenhang zwischen Blutzucker und dem Stresshormon Cortisol erklärt bekommen und es wird Ihnen aufgezeigt, wie sich dieser auf Ihre Gesundheit auswirken kann. Zudem werden Ihnen konkrete Ansätze für eine gesunde Morgenroutine und eine ausgewogene Schlafroutine vorgestellt, die Ihnen helfen werden, Ihre Nebennieren zu unterstützen und Ihren Körper optimal zu regenerieren.

Darüber hinaus wird sich mit den Auswirkungen von Koffein, Alkohol, Nikotin und anderen Substanzen auf Ihre Nebennieren beschäftigt und es wird Ihnen aufgezeigt, wie bewusste Entscheidungen in Bezug auf deren Konsum eine bedeutende Rolle für Ihre Nebennierengesundheit spielen. Sie werden erfahren, wie Sie Ihr Gewicht effektiv managen können, welche Rolle Bewegung und Schlafverhalten dabei spielen und wie Sie Ihre Ernährung optimal gestalten können, um Ihre Nebennieren zu unterstützen.

Neben praktischen Tipps und Empfehlungen werden Sie auch von wertvollem Hintergrundwissen profitieren. Auch die Feinde eines gesunden Hormonsystems werden Ihnen vorgestellt und es wird Ihnen gezeigt, wie Sie Stress effektiv bewältigen können. Weiterhin wird Ihnen eine Vielzahl an adaptogenen (biologisch aktive Pflanzenstoffe) Heilpflanzen präsentiert, die Ihnen dabei helfen können, Ihre Nebennieren zu unterstützen.

Mit diesem Buch werden Sie nicht nur ein tieferes Verständnis für die Funktionsweise Ihrer Nebennieren und die Zusammenhänge im Hormonsystem erlangen, sondern auch praktische Tools erhalten, die Sie in Ihrem Alltag umsetzen können. Sie werden lernen, Ihre Gewohnheiten und Lifestyle-Entscheidungen bewusster zu gestalten und dadurch Ihre Nebennierengesundheit nachhaltig zu verbessern. Sie werden als Leser befähigt, Ihr eigenes Wohlbefinden aktiv zu beeinflussen. Sie werden die Kontrolle über Ihre Gesundheit zurückgewinnen und mit einem Gefühl der Selbstsicherheit und Handlungsfähigkeit dieses Buch wieder zuklappen.

Die Nebenniere: ganzheitlich betrachtet

Die Nebennieren, auch bekannt als die „Kronjuwelen der Gesundheit", sind in jeder Hinsicht bemerkenswert. Sie produzieren eine Vielzahl von Hormonen, die das Energieniveau, den Stoffwechsel, die Stressreaktionen und sogar die Stimmung beeinflussen. Doch leider sind sie oft von einer Vielzahl von Herausforderungen und Störungen betroffen, die das Wohlbefinden stark beeinträchtigen können. Die Nebennierenschwäche ist eine solche Störung, die immer mehr Menschen betrifft.

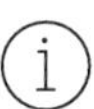

Definition: Nebennierenschwäche

Der Begriff Nebennierenschwäche ist ein Begriff, der gelegentlich verwendet wird, um eine mögliche Funktionsstörung der Nebennieren zu beschreiben. Die Nebennieren sind kleine endokrine Drüsen, die sich oberhalb der Nieren befinden und wichtige Hormone produzieren, darunter Cortisol, Aldosteron und verschiedene Geschlechtshormone. Der Begriff Nebennierenschwäche ist jedoch von medizinischen Fachgesellschaften nicht offiziell anerkannt. Einige alternative Medizinpraktiker verwenden den Begriff, um eine Reihe von unspezifischen Symptomen zu beschreiben, die auf eine gestörte Nebennierenfunktion hinweisen könnten. Die wissenschaftliche Gemeinschaft ist sich jedoch uneinig über die Existenz dieser spezifischen Erkrankung und die genaue Definition und Diagnosekriterien sind umstritten.

Das Ziel dieses Kapitels ist es, Ihnen einen umfassenden Einblick in die Funktionsweise der Nebennieren zu geben und Ihnen zu zeigen, wie Sie die Heilung Ihres Körpers selbst unterstützen können. Es sollen die Zusammenhänge zwischen Ihrer Gesundheit und dem Zustand Ihrer Nebennieren verstanden werden. Denn nur wenn Sie die Wurzelursachen Ihrer gesundheitlichen Probleme verstehen, können Sie proaktiv handeln und den Heilungsprozess in Gang setzen.

Ganz auf Anfang: Welche Rolle spielt die Nebenniere in unserem Körper?

Die Nebennieren spielen eine entscheidende Rolle im Körper und erfüllen verschiedene lebenswichtige Funktionen. Im menschlichen Körper befinden sich zwei Nebennieren, die am oberen Ende der Nieren lokalisiert sind. Diese kleinen endokrinen Drüsen (Hormondrüsen) haben eine beeindruckende Größe von etwa 3 Zentimetern in der Länge und 1,5 Zentimetern in der Breite. Obwohl sie relativ klein sind, spielen sie eine bedeutende Rolle im Hormonsystem. Jede Nebenniere wiegt normalerweise zwischen 5 und 15 Gramm. Sie ist von einer schützenden Kapsel umgeben, die ihre Integrität bewahrt.

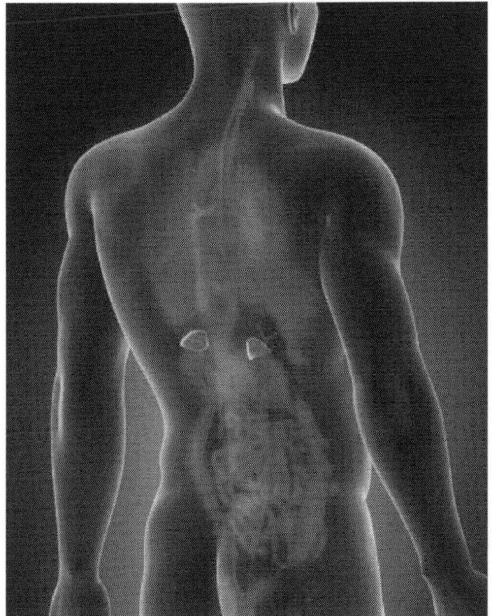

Trotz ihrer kleinen Größe sind sie maßgeblich an der Produktion und Freisetzung einer Vielzahl von Hormonen beteiligt, die für die Gesundheit und das Wohlbefinden unerlässlich sind. Eine der wichtigsten Funktionen der Nebennieren besteht darin, Stress zu bewältigen und den Körper in Zeiten der Belastung anzupassen. Sie produzieren das Hormon Cortisol, das als Stresshormon bekannt ist. Cortisol reguliert den Stoffwechsel, beeinflusst den Blutzuckerspiegel, unterstützt das Immunsystem und hilft bei der Bewältigung von Stresssituationen. Deswegen steigern die Nebennieren auch die Energieversorgung von Nervenzellen, sie spielen auch eine Rolle bei der Entzündungsregulierung und der Aufrechterhaltung des Blutdrucks und schützen vor der

Empfindlichkeit von Adrenalin. Die Nebennieren sind auch für die Produktion von Hormonen wie Aldosteron, Dehydroepiandrosteron (DHEA) und Androgene verantwortlich. Das Hormon Aldosteron ist wichtig für die Regulation des Elektrolyt- und Flüssigkeitshaushalts im Körper, während DHEA und Androgene eine Rolle bei der Geschlechtsentwicklung und dem Sexualtrieb spielen.

Darüber hinaus sind die Nebennieren an der Produktion von Katecholaminen beteiligt, zu denen Epinephrin (Adrenalin) und Norepinephrin gehören. Bei diesen Bestandteilen handelt es sich um Hormone, die ebenfalls eine wichtige Rolle bei der Stressreaktion spielen, indem sie den Herzschlag beschleunigen, die Atmung erhöhen und die Energie mobilisieren, um den Körper auf eine Kampf- oder Fluchtreaktion vorzubereiten.

Exkurs: Kampf- oder Fluchtreaktion

Die „Kampf- oder Fluchtreaktion“ ist eine physiologische Reaktion des Körpers auf eine akute Stresssituation. Wenn eine Person mit einer potenziell bedrohlichen oder gefährlichen Situation konfrontiert wird, aktiviert der Körper automatisch den sogenannten „Kampf- oder Fluchtmechanismus“. Diese Reaktion bereitet den Körper darauf vor, entweder gegen die Bedrohung zu kämpfen oder vor ihr zu fliehen. Sie ist evolutionär bedingt und ermöglicht es dem Organismus, schnell auf potenzielle Gefahren zu reagieren und das Überleben zu sichern.

In einer Kampfreaktion mobilisiert der Körper Energiereserven und erhöht die Muskelkraft, um sich der Bedrohung aktiv entgegenzustellen. Das Herz schlägt schneller, der Blutdruck steigt, die Atmung wird beschleunigt und die Sinne werden geschärft. In einer Fluchtreaktion bereitet der Körper weiterhin den Organismus darauf vor, schnell und effizient vor der Bedrohung zu fliehen. Es kommt zu einer erhöhten Herzfrequenz, einer gesteigerten Atmung, einer verstärkten Durchblutung der Muskulatur und einer erhöhten Freisetzung von Energiereserven, um die Flucht zu unterstützen.

Die Nebenniere besteht aus zwei Hauptbereichen: der äußeren Nebennierenrinde und dem inneren Nebennierenmark. Die Nebennierenrinde ist die äußere Schicht und macht den Großteil der Nebenniere aus. Das Nebennierenmark befindet sich im Inneren der Nebenniere. Die Nebennieren haben eine enge Verbindung zum Nervensystem und sind in der Lage, auf Umweltfaktoren und Stressoren zu reagieren. Sie spielen eine wichtige Rolle bei der Anpassung des Körpers an Veränderungen und Herausforderungen. Neben der Hormonproduktion sind die Nebennieren auch an der Regulation des

Elektrolytgleichgewichts, des Immunsystems und des Stoffwechsels beteiligt. Auch die Gesundheit der Nebennieren ist von großer Bedeutung für das allgemeine Wohlbefinden des Menschen.

Es gibt verschiedene Krankheiten, die die Hormonproduktion in der Nebennierenrinde beeinflussen können. Dabei kann die Nebennierenrinde entweder zu viele Hormone produzieren und freisetzen (Überfunktion) oder zu wenige Hormone produzieren (Unterfunktion).

Bei einer Überfunktion kann entweder zu viel Cortisol oder zu viel Aldosteron produziert werden. Eine Überproduktion von Cortisol wird auch als Morbus Cushing bezeichnet. Eine mögliche Ursache dafür kann ein Tumor in der Hirnanhangsdrüse sein. Auch bestimmte bösartige Tumore wie Lungenkrebs können einen Morbus Cushing auslösen. Ein Tumor in der Nebennierenrinde oder eine Vergrößerung beider Nebennierenrinden kann ebenfalls zu einer erhöhten Cortisol-Produktion führen. Wenn möglich, wird ein Tumor entfernt oder bestrahlt. Wenn dies nicht möglich ist, erhalten die Patienten Medikamente, die die Cortisol-Produktion hemmen.

Eine Überproduktion von Aldosteron kann ebenfalls verschiedene Ursachen haben, wie zum Beispiel ein Tumor in der Nebennierenrinde. Ein wichtiges Symptom einer Aldosteron-Überproduktion ist Bluthochdruck. Zudem führt das Aldosteron dazu, dass die Kaliumwerte im Blut sinken. Dadurch können Symptome wie Muskelschwäche, Verstopfung, vermehrtes Wasserlassen und starkes Durstgefühl auftreten. Die Behandlung der Krankheit erfolgt entweder mit Medikamenten oder durch die Entfernung der zugrunde liegenden Ursache, wie zum Beispiel des Tumors, durch eine Operation.

Wenn die Nebennierenrinde nicht genug Cortisol produziert, spricht man von einer Unterfunktion, die auch als Nebennierenrindeninsuffizienz bezeichnet wird. Es gibt zwei Arten davon: die primäre und die sekundäre Form.

Bei der primären Nebennierenrindeninsuffizienz liegt die Ursache in der Nebennierenrinde selbst. Die häufigste Ursache dafür ist eine Autoimmunerkrankung, bei der das Immunsystem die Hormonzellen der Nebennierenrinde angreift. Aber auch Tumore oder Infektionskrankheiten wie Tuberkulose können die Zellen schädigen und ihre Funktion beeinträchtigen. Infolgedessen können sie nicht mehr ausreichend Hormone produzieren. Diese Erkrankung wird Morbus Addison genannt. Häufige Symptome können Schwäche, Müdigkeit, Adynamie, Gewichtsverlust, Stressintoleranz, Übelkeit, Erbrechen oder Bauchschmerzen sein. Aufgrund der schleichenden Entwicklung des Morbus Addison und der unspezifischen Natur vieler Symptome wird die Diagnose oft erst spät gestellt.

Bei der sekundären Nebennierenrindeninsuffizienz liegt die Ursache der Unterfunktion in der Hirnanhangsdrüse oder im Hypothalamus. Wenn die Hormonproduktion in diesen Bereichen durch einen Tumor, durch Entzündungen, Durchblutungsstörungen oder eine Strahlentherapie gestört ist, können sie nicht genügend Corticotropin-Releasing-Hormon (CRH) bzw. Nebennierenstimulierendes Hormon (ACTH) bilden. Ohne diese Hormone kann die Nebennierenrinde nicht genug Cortisol produzieren.

Menschen mit einem Mangel an Cortisol fühlen sich müde und antriebslos. Sie verlieren Gewicht, haben niedrigen Blutdruck und wenig Appetit. Bei Frauen kann die Menstruation ausbleiben und sie verlieren die Schambehaarung. Bei Morbus Addison kann die Haut an Brustwarzen, frischen Narben und am Nagelbett dunkler erscheinen als üblich. Menschen mit einer Störung in der Hirnanhangsdrüse haben oft eine blasse Haut. Im Alltag haben die Betroffenen oft keine Beschwerden. Erst wenn der Körper bei körperlichem oder psychischem Stress mehr Cortisol benötigt, können plötzlich Symptome wie niedriger Blutdruck, Schock, Durchfall und Erbrechen auftreten. Dieser lebensbedrohliche Zustand wird als „Addison-Krise" bezeichnet. Die Behandlung der Nebennierenrindeninsuffizienz besteht in der Gabe von Cortisol. Patienten mit Morbus Addison erhalten zusätzlich Mineralocorticoide.

Das Nebennierenmark ist für die Produktion von Katecholaminen wie Adrenalin und Noradrenalin verantwortlich. Diese Hormone spielen eine entscheidende Rolle bei der Stressreaktion des Körpers und unterstützen die Anpassung an akute Bedrohungen oder Belastungen. Das Nebennierenmark kann ebenfalls erkranken, so können die Katecholamine überproduziert werden, jedoch auch ein Mangel von ihnen existieren. Das Phäochromozytom ist ein Tumor, der im Nebennierenmark oder an anderen Stellen im Körper auftritt und zu einer übermäßigen Produktion von Katecholaminen führt. Patienten mit Phäochromozytom haben hohen Blutdruck und erleben plötzliche Anfälle von Bluthochdruck, begleitet von Kopfschmerzen, Herzklopfen und Schwindelgefühlen. Sie schwitzen stark, sind blass und haben Angstzustände. In einigen Fällen können Komplikationen wie Herzrhythmusstörungen, Herzschwäche oder sogar Hirnblutungen auftreten. Zwischen den Anfällen fühlen sich die Patienten in der Regel gut, aber einige von ihnen können Gewicht verlieren oder Kreislaufprobleme haben.

Bei bestimmten Nervenerkrankungen, wie zum Beispiel langjährigem Diabetes mellitus, Alkoholismus, einer verminderten Produktion des roten Blutfarbstoffs Hämoglobin (Porphyrie) oder Amyloidose, kann auch das Nebennierenmark beeinträchtigt werden. Darüber hinaus kann das Nebennierenmark durch einen Tumor oder eine Operation so stark geschädigt werden, dass es nicht mehr ausreichend Hormone produziert.

Der Mangel an Katecholaminen wirkt sich auf die Regulierung des Blutdrucks aus: Patienten wird schnell schwindelig und manche von ihnen können in Ohnmacht fallen. Zusätzlich leiden sie unter Ohrensausen, Kopfschmerzen, Herzklopfen oder Schmerzen in der Herzregion. Um den Mangel an Katecholaminen auszugleichen, verschreibt der Arzt blutdrucksteigernde Medikamente.

Die Nebennieren haben somit einen weitreichenden Einfluss auf den gesamten Körper und spielen eine Schlüsselrolle bei der Aufrechterhaltung des hormonellen Gleichgewichts, der Energiebereitstellung und der Stressbewältigung. Deswegen ist eine optimale Funktion der Nebennieren entscheidend für die Gesundheit, das Wohlbefinden und die Anpassungsfähigkeit in einer herausfordernden Welt.

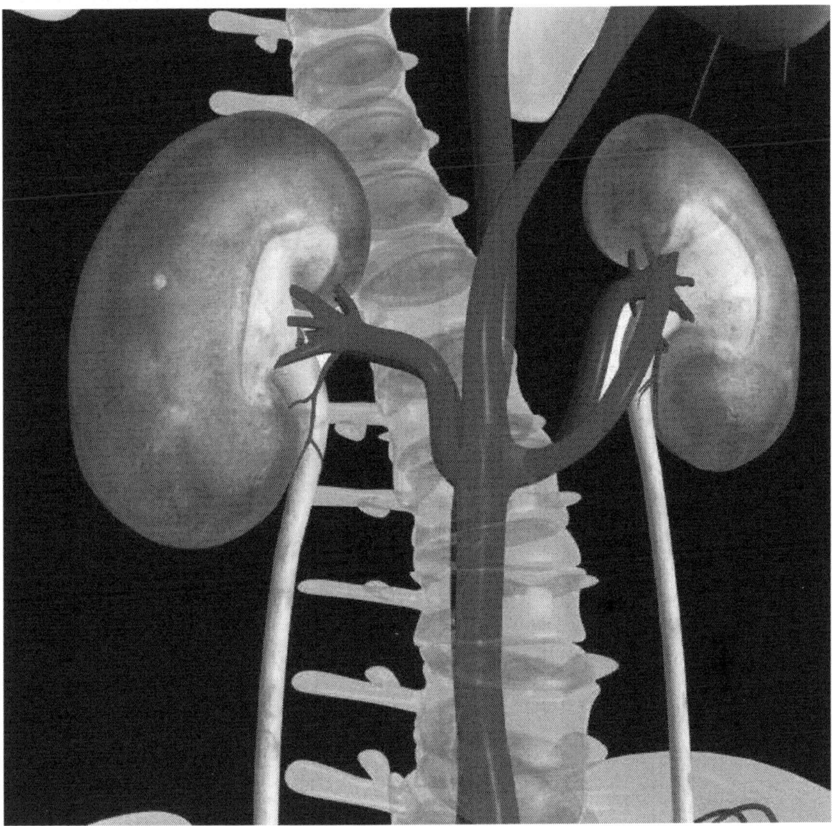

Das Hormonsystem und die Nebenniere

Das Hormonsystem ist wie ein komplexes Zusammenspiel im Körper, bei dem verschiedene Drüsen und Organe harmonisch zusammenarbeiten, um Hormone zu produzieren und freizusetzen. Eines dieser faszinierenden Elemente sind die Nebennieren.

Die Nebennieren, bestehend aus der äußeren Rinde (Cortex) und dem inneren Mark (Medulla), tragen maßgeblich zur Regulation und Balance des Hormonhaushalts bei.

Die Nebennierenrinde ist verantwortlich für die Produktion von Steroidhormonen, von denen das Cortisol eine Schlüsselrolle spielt. Es reguliert den Stoffwechsel, beeinflusst Entzündungsreaktionen und unterstützt die Aufrechterhaltung eines stabilen Blutzuckerspiegels. Cortisol versorgt den Körper mit Energie, damit die Anforderungen des Alltags gut überbrückt werden können.

Ein weiteres wichtiges Hormon, das von der Nebennierenrinde produziert wird, ist Aldosteron. Dieses Hormon ist unverzichtbar für die Regulation des Elektrolyt- und Flüssigkeitshaushalts im Körper. Es beeinflusst den Natrium- und Kaliumspiegel und spielt somit eine entscheidende Rolle bei der Regulierung des Blutdrucks und der Flüssigkeitsbalance.

Das Nebennierenmark produziert Hormone wie Adrenalin (Epinephrin) und Noradrenalin (Norepinephrin). Diese Hormone gehören zum sympathischen Nervensystem und sind maßgeblich an der Stressreaktion beteiligt. Sie sorgen dafür, dass das Herz schneller schlägt, die Atemwege erweitert werden und der Körper zusätzliche Energie bereitstellt, um auf eine Kampf- oder Fluchtreaktion vorbereitet zu sein.

Exkurs: Das sympathische Nervensystem

Das sympathische Nervensystem ist ein Teil des autonomen Nervensystems, das eine wichtige Rolle bei der Regulierung der Körperreaktionen auf Stress und Notfallsituationen spielt. Es ist einer von zwei Hauptzweigen des autonomen Nervensystems, wobei der andere Zweig das parasympathische Nervensystem ist. Es fungiert sozusagen als Gegenspieler des parasympathischen Nervensystems, das eher für Ruhe- und Regenerationsprozesse zuständig ist. Das sympathische Nervensystem ist also für die Mobilisierung des Körpers während einer Stressreaktion verantwortlich. Es aktiviert die körperlichen Reaktionen, die im vorherigen Abschnitt als Kampf- oder Fluchtreaktion beschrieben wurden. Diese Reaktionen dienen dazu, den Körper auf eine sofortige Reaktion auf eine potenziell bedrohliche Situation vorzubereiten.

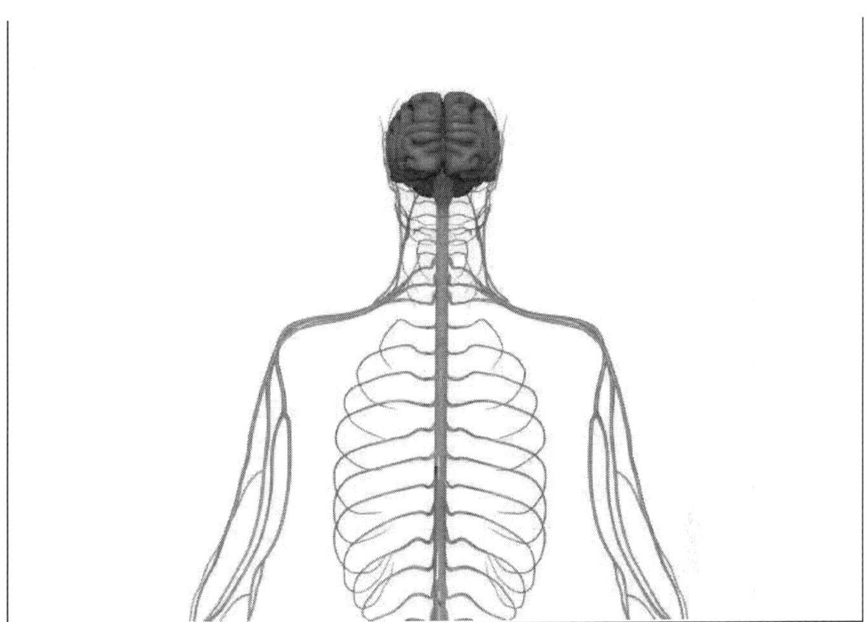

Das harmonische Zusammenspiel der Hormone aus den Nebennieren und anderen Drüsen im Hormonsystem ist von essenzieller Bedeutung für zahlreiche körperliche Funktionen. Störungen oder ein Ungleichgewicht der Nebennieren können zu verschiedenen gesundheitlichen Problemen führen, wie beispielsweise zu der bereits erwähnten Nebennierenschwäche oder zu Erkrankungen wie dem Cushing-Syndrom oder dem Conn-Syndrom.

Ein tiefgehendes Verständnis der Rolle des Hormonsystems und insbesondere der Nebennieren ermöglicht es, die Zusammenhänge zwischen hormonellen Störungen und verschiedenen gesundheitlichen Zuständen zu erkennen. Die Gesundheit der Nebennieren zu pflegen und ihre Funktion zu unterstützen, ist also sehr entscheidend, um ein optimales Gleichgewicht im Hormonsystem zu erreichen. Auf diese Weise können die allgemeine Gesundheit und das Wohlbefinden nachhaltig verbessert werden und die Harmonie im Orchester der Hormone bewahren.

Das Orchester der Hormone

Das Hormonsystem können Sie sich wie ein komplexes Orchester vorstellen, in dem jedes Hormon eine einzigartige Rolle spielt und mit den anderen harmoniert, um den Körper im Einklang zu halten. Die Nebennieren sind dabei wichtige Akteure, die mit ihren Hormonen einen Teil der Melodie dieses Orchesters bestimmen.

Die Nebennieren produzieren und setzen eine Vielzahl von Hormonen frei, die eng miteinander verbunden sind und sich gegenseitig beeinflussen. Das Zusammenspiel dieser Hormone ist entscheidend für zahlreiche körperliche Funktionen und Prozesse.

Cortisol, das Hauptstresshormon, hilft, den Stoffwechsel zu regulieren, den Blutzuckerspiegel zu kontrollieren und Entzündungen zu modulieren. Es spielt auch eine wichtige Rolle bei der Unterstützung des Immunsystems und der Anpassung des Körpers an Stresssituationen.

Das Hormon Aldosteron ist entscheidend für die Aufrechterhaltung des Elektrolyt- und Flüssigkeitshaushalts im Körper. Es reguliert den Natrium- und Kaliumspiegel und beeinflusst somit den Blutdruck und die Flüssigkeitsbalance.

Die Hormone Adrenalin (Epinephrin) und Noradrenalin (Norepinephrin) aus dem Nebennierenmark sind Teil des sympathischen Nervensystems und spielen eine wesentliche Rolle bei der Stressreaktion. Sie mobilisieren Energiereserven, erhöhen den Herzschlag und bereiten den Körper auf eine schnelle Reaktion vor.

Diese Hormone der Nebennieren interagieren mit Hormonen anderer Drüsen im Körper, wie beispielsweise der Schilddrüse, der Hypophyse und den Geschlechtsdrüsen. Gemeinsam beeinflussen sie den Stoffwechsel, die Fortpflanzung, das Immunsystem, den Schlaf, die Stimmung und viele weitere Aspekte der Gesundheit.

Exkurs: Hypophyse und Geschlechtsdrüsen

Die Hypophyse, auch als Hirnanhangsdrüse bezeichnet, ist eine kleine Drüse, die sich am Boden des Gehirns befindet. Sie spielt eine zentrale Rolle bei der Regulation und Steuerung vieler Hormone im Körper. Die Hypophyse selbst wird wiederum von einem anderen Teil des Gehirns, dem Hypothalamus, gesteuert. Sie besteht aus zwei Hauptteilen: dem Vorderlappen und dem Hinterlappen. Der Vorderlappen produziert und gibt verschiedene Hormone in den Blutkreislauf ab, die dann andere Drüsen im Körper stimulieren, um ihre eigenen Hormone zu produzieren und freizusetzen.

Einige der Hormone, die der Vorderlappen der Hypophyse produziert, umfassen das Wachstumshormon (Somatotropin), das Schilddrüsen-stimulierende Hormon (TSH), das Adrenocorticotrope Hormon (ACTH), das Follikel-stimulierende Hormon (FSH) und das Luteinisierende Hormon (LH), um nur einige zu nennen.

Die Geschlechtsdrüsen sind die primären Fortpflanzungsorgane und umfassen die Eierstöcke bei Frauen und die Hoden bei Männern. Sie spielen eine entscheidende Rolle bei der Produktion von Sexualhormonen und der Fortpflanzungsfunktion.

Bei Frauen produzieren die Eierstöcke Östrogene wie Östradiol und Progesteron. Östrogene sind für die Entwicklung und Regulierung des weiblichen Fortpflanzungssystems sowie für die Steuerung des Menstruationszyklus verantwortlich. Progesteron bereitet die Gebärmutterschleimhaut auf eine mögliche Schwangerschaft vor.

Bei Männern produzieren die Hoden das Hormon Testosteron, das für die Entwicklung und Aufrechterhaltung der männlichen Fortpflanzungsorgane, wie Hoden und Prostata, sowie für die Ausprägung von sekundären Geschlechtsmerkmalen verantwortlich ist.

Die Hypophyse interagiert mit den Geschlechtsdrüsen über Hormone wie FSH und LH, die die Produktion von Sexualhormonen in den Geschlechtsdrüsen regulieren. Dieser Regelkreis ermöglicht die Steuerung und Aufrechterhaltung der Fortpflanzungsfunktionen sowie anderer Aspekte des Körpers, die von Sexualhormonen beeinflusst werden.

Wenn dieses Orchester der Hormone harmonisch zusammenarbeitet, befinden Sie sich in einem Zustand des Wohlbefindens. Doch wenn es zu Störungen oder Ungleichgewichten kommt, können verschiedene Symptome und

Erkrankungen auftreten. Das Orchester der Hormone und insbesondere die wichtige Rolle der Nebennieren und ihre Wechselwirkungen mit anderen Drüsen sollten also sehr gut verstanden werden.

HORMONSCHWANKUNGEN SIND NORMAL

Es ist eine Tatsache, dass Hormonschwankungen bei einer Nebennierenschwäche ein regelmäßiger Bestandteil des Körpergeschehens sind. Diese Schwankungen können auf eine so vielfältige Weise zum Ausdruck kommen, dass es den Anschein macht, als ob der Körper ein kunstvolles Spiel der Hormone inszeniert.

Die Nebennieren beeinflussen also die Produktion und den Spiegel einer Reihe von Hormonen. Hierzu ein kurzer Überblick:

Übersichtstabelle mit den wichtigsten Hormonen der Nebennieren:

Hormon	Funktion
Cortisol	Regulierung des Stoffwechsels, Entzündungsreaktionen, Stressreaktionen, Blutzuckerregulierung, Energiebereitstellung
Aldosteron	Regulation des Elektrolytgleichgewichts, Natrium- und Kaliumhaushalt, Blutdruckregulierung, Flüssigkeitsbalance
Adrenalin	Mobilisierung von Energie, Steigerung des Herzschlags, Erweiterung der Atemwege, Vorbereitung auf Kampf- oder Fluchtreaktionen
Noradrenalin	Regulation von Herzschlag, Blutdruck und Durchblutung, Stressreaktionen, Wachheit und Aufmerksamkeit
Dehydroepiandrosteron (DHEA)	Vorläuferhormon für männliche und weibliche Sexualhormone, Einfluss auf Libido, Stimmung und Energielevel
Androgene	Männliche Sexualhormone, Einfluss auf Entwicklung und Funktion der Geschlechtsorgane, Körperbehaarung und Stimme bei beiden Geschlechtern
Östrogene	Weibliche Sexualhormone, Einfluss auf Entwicklung und Funktion der Geschlechtsorgane, Menstruationszyklus, Knochendichte und Stimmung

Progesteron	Vorbereitung der Gebärmutterschleimhaut auf eine mögliche Schwangerschaft, Regulierung des Menstruationszyklus
Testosteron	Männliches Sexualhormon, Einfluss auf Entwicklung und Funktion der Geschlechtsorgane, Körperbehaarung, Muskelmasse und Libido

Eines der zentralen Hormone, das unter dem Einfluss einer Nebennierenschwäche leidet, ist das bereits erwähnte Cortisol. Wenn die Nebennieren geschwächt sind, kann die Produktion von Cortisol beeinträchtigt sein und ein unzureichender Cortisolspiegel kann die Bühne betreten.

Es entsteht eine Situation der starken Erschöpfung, wenn anhaltende Müdigkeit vorherrscht und dem Körper seine vitale Energie entzogen wird. Die Fähigkeit, Stress abzubauen, wird herausfordernd und es treten Stimmungsschwankungen auf. Das Immunsystem wird geschwächt, was zu einer erhöhten Anfälligkeit für Krankheiten führen kann. Die Nebennierenschwäche hat einen dramatischen Einfluss auf das tägliche Leben.

Ein weiteres Hormon, das in Verbindung mit Nebennierenschwäche beeinträchtigt sein kann, ist Aldosteron. Aldosteron reguliert das Gleichgewicht der Elektrolyte im Körper, insbesondere Natrium und Kalium. Wenn die Produktion von Aldosteron gestört ist, gerät das Gleichgewicht dieser Elektrolyte durcheinander. Dies kann zu Bluthochdruck führen, begleitet von Muskelkrämpfen. Zudem verstärkt sich der Durst und die Regulation des Wasserhaushalts bekommt eine neue Dimension.

Die Hormonschwankungen einer Nebennierenschwäche nehmen sogar Einfluss auf das Geschlechtshormonsystem. Die Produktion von Östrogen und Testosteron gerät in Unordnung und die Hormonmelodie gerät aus dem Takt. Bei Frauen kann dies den Menstruationszyklus, die Libido und die Fruchtbarkeit beeinflussen, während Männer mit einer verminderten sexuellen Funktion, Müdigkeit und Stimmungsschwankungen zu kämpfen haben.

Diese Hormonschwankungen bei einer Nebennierenschwäche sind eine natürliche Reaktion des Körpers, da die Nebennieren eine zentrale Rolle bei der Hormonproduktion spielen. Jeder Mensch ist jedoch einzigartig und kann individuell auf diese Schwankungen reagieren. Die Intensität der Nebennierenschwäche und individuelle Faktoren beeinflussen das Ausmaß der Symptome.

Wenn sich der Verdacht einer Nebennierenschwäche regt, ist eine ganzheitliche Herangehensweise wichtig, bei der eine gesunde Lebensweise und das Management von Stress im Mittelpunkt stehen.

Natürlich regulieren statt künstlich manipulieren

Die herkömmliche medizinische Behandlung zielt oft darauf ab, das hormonelle Ungleichgewicht durch den Einsatz künstlicher Hormonersatztherapien zu korrigieren. Es gibt jedoch alternative Ansätze, um die Nebennieren auf natürliche Weise zu unterstützen und die Hormonproduktion sanft zu regulieren.

Bei der natürlichen Regulation der Nebennieren steht ein ganzheitlicher Ansatz im Mittelpunkt. Dabei geht es darum, den Körper auf verschiedenen Ebenen zu unterstützen, um seine Selbstheilungskräfte zu aktivieren und ein gesundes Gleichgewicht wiederherzustellen. Dies beinhaltet eine Kombination aus gesunder Ernährung, Stressbewältigung, körperlicher Bewegung und natürlichen Nahrungsergänzungsmitteln.

Ein wichtiger Aspekt der Nebennierenunterstützung ist eine ausgewogene Ernährung. Auch die Stressbewältigung spielt eine wichtige Rolle bei der natürlichen Regulierung der Nebennieren, denn Stress kann die Nebennieren überlasten und zu Müdigkeit führen.

Die Ergänzung mit natürlichen Nährstoffen kann einen wertvollen Beitrag zur Regulierung der Nebennierenfunktion leisten. Dazu gehören adaptogene Kräuter, auf die auch noch genauer eingegangen wird, denn sie können dazu beitragen, den Körper auf natürliche Weise ins Gleichgewicht zu bringen und Stress abzubauen. Bestimmte Vitamine und Mineralstoffe wie Vitamin C, B-Vitamine, Magnesium und Zink können ebenfalls die Nebennierenfunktion unterstützen.

Sie sollten also einen individuellen Ansatz zur Behandlung einer Nebennierenschwäche verfolgen und auf die Signale des eigenen Körpers achten. Es ist daher wichtig, achtsam zu sein und die Maßnahmen und Veränderungen zu erkennen, die am besten zur Unterstützung der Nebennierenfunktion geeignet sind.

Eine weitere Möglichkeit, die Nebennieren auf natürliche Weise zu unterstützen, besteht darin, Stressoren im Alltag zu identifizieren und Maßnahmen zu ergreifen, um sie zu reduzieren oder mit ihnen umzugehen. Hierbei kann es hilfreich sein, bewusst Zeit für Entspannung und Selbstfürsorge einzuplanen, wie zum Beispiel regelmäßige warme Bäder, Treffen mit Freunden, Lesen eines guten Buches oder das Ausüben eines Hobbys, das Freude bereitet.

Eine weitere wichtige Komponente ist die Stärkung der Verbindung zwischen Körper und Geist. Emotionale Belastungen können sich negativ auf die Nebennierenfunktion auswirken. Daher kann es hilfreich sein, Techniken wie Achtsamkeitsübungen, Meditation oder das Führen eines Tagebuchs anzuwenden, um Stress abzubauen und eine positive geistige Einstellung zu fördern.

Tipp:

Bei der Behandlung von Nebennierenschwäche sollten Sie unbedingt geduldig mit sich selbst umgehen. Die Genesung erfordert Zeit und Engagement. Sie sollten realistische Erwartungen haben und sich selbst nicht überfordern. Kleine Schritte und kontinuierliche Fortschritte sind wertvoll und können zu langfristigen Verbesserungen führen und daher umso mehr anerkannt werden. Sie sollten daher unbedingt beachten, wie wichtig es ist, die Nebennieren auf natürliche Weise zu unterstützen. Durch einen ganzheitlichen Ansatz mit gesunder Ernährung, Stressmanagement und natürlichen Nahrungsergänzungsmitteln können Sie eine Verbesserung Ihrer Symptome erleben. Es erfordert jedoch Geduld, Ausdauer und die Bereitschaft, sich mit seinem Körper und seinen Bedürfnissen auseinanderzusetzen. Nehmen Sie sich Zeit, um die Nebennieren und ihr Zusammenspiel mit dem Hormonsystem besser zu verstehen.

Der schulmedizinische Überblick

Die Schulmedizin verfügt über umfangreiches Fachwissen und eine Vielzahl von medizinischen Interventionen, die bei der Behandlung von Nebennierenerkrankungen eingesetzt werden können. Bei schwerwiegenden und akuten Zuständen können Medikamente lebensrettend sein und eine schnelle Linderung von Symptomen ermöglichen. Sie können den Hormonhaushalt stabilisieren und die Funktion der Nebennieren unterstützen. Die Entscheidung, Medikamente einzusetzen, sollte jedoch immer von qualifizierten Ärzten getroffen werden, die die individuellen Bedürfnisse und den Gesundheitszustand jedes Einzelnen berücksichtigen.

Neben der schulmedizinischen Behandlung gibt es eine Vielzahl von ganzheitlichen Ansätzen und Lebensstiländerungen, die eine positive Wirkung auf Ihre Nebennieren haben können. Es geht darum, ein umfassendes Verständnis für die Bedeutung der Nebennieren zu entwickeln und die Zusammenhänge zwischen dem Lebensstil, der Ernährung und der Funktion dieser lebenswichtigen Drüsen zu erkennen. Es ist wichtig, zu wissen, dass Sie selbst einen entscheidenden Einfluss auf die Gesundheit haben und mit kleinen Veränderungen große Verbesserungen erzielen können.

MÖGLICHE SYMPTOME

Eine enorme Vielfalt an Symptomen und Beschwerden kann durch die Krankheit Nebennierenschwäche verursacht werden. Diese umfassen verschiedene Aspekte des Körpers und haben einen spürbaren Einfluss auf das allgemeine Wohlbefinden. Auch die Symptome können von Mensch zu Mensch unterschiedlich sein und nicht jeder Einzelne mit Nebennierenschwäche erlebt alle Symptome. Nichtsdestotrotz können folgende Symptome im Zusammenhang mit einer Nebennierenschwäche auftreten und die Bühne betreten:

Symptome auf einen Blick:

Symptom	Beschreibung
Chronische Müdigkeit	Anhaltende Müdigkeit und Erschöpfung, unabhängig von ausreichendem Schlaf
Reduzierte Belastbarkeit	Schnelles Erreichen der eigenen Grenzen, geringe körperliche oder geistige Anstrengungen führen zur Erschöpfung
Schlafstörung	Einschlafschwierigkeiten, häufiges Erwachen während der Nacht, unruhiger Schlaf
Stimmungsschwankungen und emotionale Instabilität	Reizbarkeit, Angstzustände, Depressionen, Schwierigkeiten, Stress zu bewältigen
Verdauungsprobleme	Magen-Darm-Beschwerden, Blähungen, Verstopfung oder Durchfall
Gewichtsveränderung	Schwierigkeiten bei der Gewichtskontrolle, unerklärliche Gewichtsabnahme oder Gewichtszunahme
Hormonelle Veränderung	Menstruationsstörungen, Libidoverlust, Hitzewallungen bei Frauen; Erektionsprobleme bei Männern
Muskel- und Gelenkschmerzen	Muskelschwäche, Muskelschmerzen und Gelenkschmerzen
Konzentrations- und Gedächtnisprobleme	Schwierigkeiten bei der Konzentration, Gedächtnisprobleme, Wortfindungsstörungen, mentale Trägheit

Unter den vielen auftretenden Beschwerden bei Nebennierenschwäche ist chronische Müdigkeit zweifellos eine der prägnantesten. Betroffene fühlen sich permanent müde und erschöpft, unabhängig von ausreichendem Schlaf.

Selbst geringste Anstrengungen können eine immense Erschöpfung verursachen und das Aufwachen am Morgen wird zur wahrhaftigen Herausforderung.

Menschen mit Nebennierenschwäche stoßen schnell an ihre Belastungsgrenzen. Bereits geringfügige körperliche oder geistige Anstrengungen können zu übermäßiger Erschöpfung führen und erfordern längere Erholungsphasen.

Auch Schlafstörungen sind bei Nebennierenschwäche weit verbreitet. Schwierigkeiten beim Einschlafen, häufiges Erwachen während der Nacht oder unruhiger Schlaf sind charakteristische Symptome. Dies trägt zur Verschlechterung der Erschöpfung bei und wird zum Schauspiel des unruhigen Schlafs.

Die Nebennierenschwäche kann sich ebenfalls negativ auf die Stimmung auswirken und zu Stimmungsschwankungen und emotionaler Instabilität führen. Reizbarkeit, Angstzustände, Depressionen und eine verminderte Fähigkeit, Stress zu bewältigen, sind häufige Begleiter. Betroffene fühlen sich überfordert und emotional labil.

Verdauungsprobleme treten als weitere mögliche Konsequenz einer Nebennierenschwäche auf. Magen-Darm-Beschwerden, Blähungen, Verstopfung oder Durchfall können auftreten und das allgemeine Wohlbefinden beeinträchtigen.

Auch Gewichtsveränderungen werden bei einigen Menschen mit Nebennierenschwäche beobachtet. Manche haben Schwierigkeiten, ihr Gewicht zu kontrollieren, und nehmen möglicherweise ungewollt zu, insbesondere im Bauchbereich. Andere wiederum erleben einen unerklärlichen Gewichtsverlust.

Die Muskel- und Gelenkschmerzen sind auch häufige Begleiterscheinungen einer Nebennierenschwäche. Betroffene klagen über Muskelschwäche, Muskelschmerzen und Gelenkschmerzen, die ihre Beweglichkeit und ihre Fähigkeit zur Aktivität einschränken können. Die Bühne wird von Beschwerden in Muskeln und Gelenken erhellt.

Die kognitive Funktion kann von einer Nebennierenschwäche beeinflusst werden. Schwierigkeiten bei der Konzentration, Gedächtnisprobleme, Wortfindungsstörungen und mentale Trägheit können auftreten und die geistige Leistungsfähigkeit beeinträchtigen. Das Schauspiel der kognitiven Herausforderungen nimmt seinen Platz ein.

Mit dem Verständnis der vielfältigen Symptome und der Bereitschaft, aktiv an der eigenen Genesung mitzuwirken, gelingt es Ihnen dennoch, ein Leben in Balance und Wohlbefinden zu führen.

Selbsttest zur Erkennung einer Nebennierenschwäche

Dieser Test hilft Ihnen, zu erkennen, ob Sie an einer Nebennierenschwäche leiden und wie sehr diese sich schon in Ihrem Körper bemerkbar macht. Beantworten Sie bitte die folgenden Fragen mit „Ja“ oder „Nein“, basierend auf Ihren eigenen Erfahrungen und Symptomen.

- Fühle ich mich trotz ausreichendem Schlaf chronisch müde und erschöpft?
- Merke ich, dass ich schnell an meine körperlichen und geistigen Grenzen stoße?
- Leide ich unter Schlafstörungen wie Einschlafschwierigkeiten, häufigem Erwachen während der Nacht oder unruhigem Schlaf?
- Habe ich Stimmungsschwankungen, Reizbarkeit oder Schwierigkeiten, mit Stress umzugehen?
- Leide ich unter Verdauungsproblemen wie Magen-Darm-Beschwerden, Blähungen, Verstopfung oder Durchfall?
- Habe ich Schwierigkeiten, mein Gewicht zu kontrollieren, und erlebe unerklärlichen Gewichtsverlust oder -zunahme?
- Haben sich meine Hormone verändert, z. B. durch Menstruationsstörungen (bei Frauen) oder Erektionsprobleme (bei Männern)?
- Klage ich über Muskelschwäche, Muskelschmerzen oder Gelenkschmerzen?
- Habe ich Schwierigkeiten mit Konzentration, Gedächtnisproblemen, Wortfindungsstörungen oder mentaler Trägheit?

Zählen Sie die Anzahl der „Ja“-Antworten, die Sie gegeben haben. Je mehr „Ja“-Antworten Sie haben, desto höher ist die Wahrscheinlichkeit, dass Sie an einer Nebennierenschwäche leiden könnten.

URSACHEN

Die Nebennierenschwäche kann von einer Vielzahl von Faktoren und Ursachen ausgelöst werden. Die Nebennieren spielen, wie Sie bereits erfahren haben, eine bedeutende Rolle bei der Produktion und Freisetzung von Hormonen, die den Stoffwechsel, das Immunsystem und die Reaktion auf Stress regulieren. Doch manchmal gerät dieses Zusammenspiel aus der Balance.

Eine der Hauptursachen für diese Probleme mit den Nebennieren ist langanhaltender und chronischer Stress. Wenn eine Person über einen ausgedehnten Zeitraum hinweg einer hohen Belastung ausgesetzt ist, sei es körperlicher, emotionaler oder mentaler Natur, kann dies die Nebennieren auf die Bühne der Erschöpfung führen. Die unablässige Produktion von Stresshormonen wie Cortisol belastet die Nebennieren und schränkt ihre Fähigkeit zur Hormonproduktion ein.

Ein weiterer möglicher Verursacher für die Nebennierenschwäche sind Infektionen und Entzündungen. Chronische Infektionen, wie etwa eine langwierige virale oder bakterielle Erkrankung, spielen eine zermürbende Rolle im Stück der Nebennieren und führen zu einer schleichenden Erschöpfung. Auch entzündliche Erkrankungen wie Autoimmunerkrankungen betreten die Bühne und beeinträchtigen das Zusammenspiel der Nebennieren.

Bestimmte medizinische Behandlungen können ebenfalls ursächlich sein. Langfristige Anwendungen von Steroidmedikamenten können die natürliche Hormonproduktion der Nebennieren unterdrücken. Wenn diese Präparate über einen längeren Zeitraum eingenommen und plötzlich abgesetzt werden, stürzen die Nebennieren häugig in eine Insuffizienz.

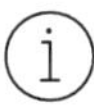

Definition: Insuffizienz

Insuffizienz bezeichnet einen medizinischen Zustand, bei dem ein Organ, Gewebe oder System im Körper nicht in der Lage ist, seine Funktionen in angemessener Weise zu erfüllen. Sie tritt auf, wenn die normale Leistungsfähigkeit nicht erreicht wird und die Aufgaben oder Anforderungen nicht adäquat bewältigt werden können.

Und auch hormonelle Ungleichgewichte können die Nebennieren in ein medizinisches Ungleichgewicht führen. Wenn Hormone wie Cortisol oder Aldosteron in übermäßigem oder unregelmäßigem Maße produziert werden, gerät das Gleichgewicht der Nebennieren ins Wanken. Diese hormonellen Störungen können von verschiedenen Faktoren ausgelöst werden, darunter hormonelle Erkrankungen, Tumore oder Dysfunktionen der Hypothalamus-Hypophysen-Nebennieren-Achse.

Exkurs: Hypothalamus-Hypophysen-Nebennieren-Achse

Die Hypothalamus-Hypophysen-Nebennieren-Achse (HHN-Achse) ist ein komplexes Regelungssystem, das eine bedeutende Rolle bei der Steuerung und Regulation der Hormonproduktion in den Nebennieren spielt. Sie stellt eine Verbindung zwischen dem Hypothalamus, der Hypophyse und den Nebennieren dar. Die HHN-Achse fungiert als Feedback-Mechanismus, bei dem der Hypothalamus und die Hypophyse miteinander kommunizieren, um die Aktivität der Nebennieren zu steuern. Somit spielt sie eine essenzielle Rolle bei der Regulation der Nebennierenfunktion und der Hormonproduktion im Körper. Störungen dieser Achse können zu hormonellen Ungleichgewichten und verschiedenen Erkrankungen führen, die eine angemessene Diagnose und Behandlung erfordern.

Einige tragische Fälle der Nebennierenschwäche sind sogar genetisch bedingt. Seltene genetische Störungen sorgen dafür, dass die Nebennieren, ihre Rolle als Hormonproduzenten nicht mehr erfüllen.

Die Ursachen der Nebennierenschwäche sind oft vielschichtig und bestehen aus einer Kombination verschiedener Faktoren. Es handelt sich um ein komplexes Zusammenspiel, das das Schicksal der Nebennieren prägt und viele Facetten und Wendungen aufweist.

Hier lassen sich verschiedene Ursachen unterscheiden. Eine mögliche Ursache befasst sich mit der primären Nebenniereninsuffizienz, auch bekannt als Morbus Addison. Hier ist die Nebennierenrinde nicht in der Lage, ausreichend Hormone zu produzieren. Eine häufige Hauptrolle spielt dabei eine Autoimmunerkrankung, bei der das Immunsystem fälschlicherweise die Nebennieren angreift und ihre Funktion beeinträchtigt. Aber auch Infektionen wie Tuberkulose, Tumore oder genetische Störungen können eine Rolle spielen. Die unzureichende Produktion von Hormonen wie Cortisol und Aldosteron führt zu einer Reihe von Symptomen wie Müdigkeit, Gewichtsverlust, niedrigem Blutdruck und Hautveränderungen. Eine weitere Ursache kann die sekundäre Nebenniereninsuffizienz sein, bei der die Produktion des adrenocorticotropen Hormons (ACTH) beeinträchtigt ist. ACTH wird von der Hirnanhangsdrüse produziert und regt die Nebennierenrinde zur Hormonproduktion an. Hier können Tumore, Entzündungen, Infektionen oder andere Störungen die Hirnanhangsdrüse aus dem Gleichgewicht bringen und die Produktion von ACTH beeinträchtigen. Die inneren Schichten der Nebennierenrinde bleiben in dieser Geschichte jedoch intakt und die Produktion von DHEA, einem anderen wichtigen Hormon, bleibt in der Regel unbeeinträchtigt. Die Symptome ähneln denen der primären Insuffizienz, aber der DHEA-Spiegel kann normal oder erhöht sein.

Darüber hinaus wird der seltenen tertiären Nebenniereninsuffizienz begegnet, die durch eine Dysfunktion des Hypothalamus verursacht wird. Der Hypothalamus ist für die Freisetzung des Corticotropin-Releasing-Hormons (CRH) verantwortlich, das wiederum die Produktion von ACTH in der Hirnanhangsdrüse stimuliert. Wenn der Hypothalamus betroffen ist, bleibt das CRH aus und die Produktion von ACTH sowie letztendlich die Funktion der Nebennieren werden beeinträchtigt. Diese seltene Form der Nebenniereninsuffizienz kann durch angeborene Störungen, Tumore, Infektionen oder traumatische Hirnverletzungen verursacht werden.

Um diese Ursachen richtig zu verstehen, ist eine gründliche Untersuchung durch einen erfahrenen Arzt oder Endokrinologen erforderlich. Die alleinigen Symptome können keine definitive Bestätigung liefern, da sie auch auf andere Gesundheitsprobleme hinweisen können.

Diagnostik

Die Diagnose einer Nebenniereninsuffizienz muss immer von einem Arzt vorgenommen werden. Neben sorgfältigen Untersuchungen gehören auch diagnostischen Verfahren zum typischen Vorgehen.

Der Arzt beginnt bei der Diagnostik mit einer tiefgründigen Anamnese, in der er mit dem Patienten über die Symptome und ihren Verlauf spricht. Jedes Wort, das der Patient spricht, wird akribisch notiert, um die Puzzleteile dieser komplexen Krankheit zusammenzufügen. Eine gründliche körperliche Untersuchung wird eingeleitet, um die verborgenen Hinweise auf eine mögliche Nebenniereninsuffizienz zu entdecken. Der Arzt überprüft die Haut auf eine verminderte Pigmentierung oder andere charakteristische Zeichen.

Um die verborgenen Hormonspiegel zu enthüllen, werden Bluttests durchgeführt. Der Arzt vertraut auf die Ergebnisse des Labors, um die Konzentrationen der Nebennierenhormone wie Cortisol, Aldosteron und adrenocorticotropes Hormon (ACTH) zu messen. Die Anzahl der Moleküle im Blut geben Aufschluss darüber, wenn ein niedriger Hormonspiegel auf eine Nebenniereninsuffizienz hindeutet. Für die Diagnose werden außerdem Stimulationstests genutzt, bei denen die Reaktion der Nebennieren auf hormonelle Signale untersucht wird. Der ACTH-Stimulationstest wird hierzu häufig verwendet. Wird ACTH verabreicht und der Cortisolspiegel gemessen, können die Nebennieren zu bewertet und ihre Funktionsfähigkeit untersucht werden.

In einigen Fällen werden bildgebende Verfahren wie die Computertomographie (CT) und die Magnetresonanztomographie (MRT) genutzt. Sie enthüllen die Struktur der Nebennieren und lassen Tumore oder Entzündungen.

Der Arzt setzt zusätzliche spezifische Tests an, um andere potenzielle Ursachen der Nebenniereninsuffizienz auszuschließen. Hierbei werden auch Autoimmunerkrankungen und genetische Störungen untersucht, die im Hintergrund lauern könnten. Diese Tests helfen dabei, die Störungen des Immunsystems aufzudecken, indem sie spezifische Antikörper untersuchen.

Ein Team von medizinischen Virtuosen, darunter Endokrinologen, Radiologen und Pathologen, arbeitet dabei zusammen. Sie bestätigen die Diagnose der Nebenniereninsuffizienz und entwerfen eine maßgeschneiderte Behandlung. Hormonersatztherapien wären eine mögliche Behandlungsform, die im Anschluss eingeleitet werden könnte. Gleichzeitig wird nach den zugrunde liegenden Ursachen geforscht, um die Wurzel des Problems zu identifizieren.

Eine gründliche Untersuchung der Krankengeschichte (Anamnese) wird eingeleitet, bei der jedes Kapitel aufmerksam studiert wird. Familienanamnesen werden analysiert, um Hinweise auf mögliche genetische Störungen oder Autoimmunerkrankungen zu finden, die das Schicksal der Nebennieren beeinflussen könnten. Der Arzt fordert eine Laboranalyse. Spezifische Antikörper werden untersucht.

Die Positronenemissionstomographie (PET) und die Single-Photon-Emissionscomputertomographie (SPECT) werden dabei außerdem verwendet, um Nebennieren bildgebend genauer zu betrachten.

Auch Gewebeproben (Biopsie) der Nebennieren können erforderlich sein. Hierbei wird untersucht, ob Tumore oder Entzündungen vorliegen. Unter der Anleitung von bildgebenden Verfahren wie Ultraschall oder CT wird die Probe entnommen, um genaue Ergebnisse zu gewährleisten.

Die Diagnose im Verlauf der Behandlung sorgt dafür, dass eine entsprechende Therapie abgeleitet werden kann.

Therapie

Bei der Therapie ist das Ziel klar: den Hormonmangel auszugleichen und die Symptome behutsam zu lindern. Jeder Schritt wird sorgfältig auf die individuelle Ursache und Schwere der Erkrankung abgestimmt.

Die Hormonersatztherapie steht dabei im Fokus. Mithilfe spezieller Medikamente werden die Hormone, allen voran das lebenswichtige Cortisol und möglicherweise auch Aldosteron, dem Körper zugeführt. Die Dosierung wird mit chirurgischer Präzision ermittelt, um den Hormonspiegel auf einem ausgewogenen Niveau zu halten.

In den Wirren des Alltags erweist sich dieser Notfallplan, wo detaillierte Anweisungen zur Hormondosierung, insbesondere des Cortisols, in Zeiten von erhöhtem Stress, körperlichen Belastungen oder Krankheiten angepasst werden, als Rettungsanker. Er wird behutsam angepasst, um den besonderen Bedürfnissen des Patienten gerecht zu werden. Die Cortisol-Dosis wird in Zeiten von Stress oder Krankheit geschickt moduliert, um dem Körper die nötige Stärke zu verleihen und schwierige Situationen zu meistern.

Die ärztliche Betreuung wird zum Kompass, der den Patienten sicher durch die Wellen der Nebenniereninsuffizienz führt. Der Hormonstatus wird beharrlich überwacht und bei Bedarf werden die feinen Nuancen der Hormondosierung angepasst. In dieser Partnerschaft zwischen Arzt und Patient werden auch andere Aspekte des Wohlbefindens ins Auge gefasst und Empfehlungen für einen gesunden Lebensstil werden ausgesprochen.

Der Stress, der oft als unwillkommener Gast erscheint, erhält eine neue Bedeutung. Um diesem entgegenzuwirken, ist es wichtig, auf Strategien wie Entspannungsübungen, Meditation, Yoga und die Therapie zurückzugreifen, damit diese gemeinsam wirken können, um den Stress abzubauen und den Geist in Einklang zu bringen.

Außerdem wichtig: Eine ausgewogene Ernährung, körperliche Aktivität und ausreichender Schlaf bilden das Fundament für eine blühende Gesundheit. Die Symptome der Nebenniereninsuffizienz verblassen allmählich, während der Körper gestärkt und genährt wird.

Zur Gewährleistung einer effizienten Notfallbehandlung trägt der Patient einen Notfallausweis oder ein Armband bei sich, die wichtige Informationen über die Erkrankung und die benötigte Hormonersatztherapie enthalten. Diese Details sind von großer Bedeutung, da sie eine klare Kennzeichnung der Medikamente ermöglichen und Verwechslungen verhindern. Diese Maßnahmen tragen dazu bei, dass im Notfall alle erforderlichen Informationen zur Verfügung stehen und eine angemessene Behandlung gewährleistet werden kann.

Angeborene und erworbene Nebenniereninsuffizienz

Die angeborene Nebenniereninsuffizienz und die erworbene Nebenniereninsuffizienz weisen bedeutende Unterschiede in ihrem Auftreten, den Ursachen und der Behandlung auf.

Zum Verständnis der angeborenen Nebenniereninsuffizienz:

Diese Form der Nebenniereninsuffizienz ist von Geburt an vorhanden und resultiert aus genetischen oder erblichen Störungen. Es gibt verschiedene Arten von angeborener Nebenniereninsuffizienz, darunter das adrenogenitale Syndrom (AGS) und das familiäre Glucocorticoid-Mangel-Syndrom. Diese Erkrankungen beeinflussen die Hormonproduktion in den Nebennieren und können zu einem Mangel an lebenswichtigen Hormonen wie Cortisol und Aldosteron führen. Die Symptome können bereits im Säuglingsalter oder in der Kindheit auftreten und erfordern möglicherweise eine lebenslange Hormonersatztherapie, um den Hormonmangel auszugleichen und mögliche Komplikationen zu verhindern.

Zum Verständnis der erworbenen Nebenniereninsuffizienz:

Im Gegensatz zur angeborenen Form entwickelt sich die erworbene Nebenniereninsuffizienz im Laufe des Lebens aufgrund verschiedener Ursachen. Die primäre Nebenniereninsuffizienz, auch bekannt als Morbus Addison, ist die häufigste Ursache. Sie tritt auf, wenn die Nebennieren selbst geschädigt sind und nicht ausreichend Hormone produzieren können. Autoimmunerkrankungen, Infektionen (wie Tuberkulose), Tumore oder andere Schädigungen der Nebennieren können zu dieser primären Form führen. Es gibt auch die sekundäre Nebenniereninsuffizienz, bei der die Funktion der Nebennieren aufgrund von Störungen in der Hypophyse oder dem Hypothalamus beeinträchtigt ist. Tumore, Entzündungen oder der langfristige Einsatz von Kortikosteroiden können Ursachen für diese sekundäre Form sein. Die Behandlung besteht in der Regel aus der Einnahme von Hormonersatzmedikamenten, um den Hormonmangel auszugleichen.

Die Diagnose und Behandlung der Nebenniereninsuffizienz erfordern eine gründliche ärztliche Untersuchung und Überwachung. Eine präzise Diagnosestellung ist von entscheidender Bedeutung, um die geeignete Therapie festzulegen und mögliche Komplikationen zu vermeiden. Die Hormondosierung und der Behandlungsplan werden individuell angepasst, basierend auf der Schwere der Erkrankung und den spezifischen Bedürfnissen der betroffenen Person. Regelmäßige ärztliche Untersuchungen und eine enge Zusammenarbeit mit dem Arzt sind entscheidend, um den Hormonstatus zu überwachen und die Behandlung zu optimieren. So kann das Wohlbefinden der Betroffenen bestmöglich unterstützt werden.

Vorgehen bei auffälligen Messwerten im Cortisol-Speicheltest

Die Messung der Cortisol-Werte im Speichel ist ein wichtiger Screening-Test, der wertvolle Hinweise auf mögliche Gesundheitsstörungen liefern kann.

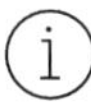

Definition: Screening-Test

Ein Screening-Test wird verwendet, um Personen mit einem spezifischen Gesundheitszustand oder einem erhöhten Erkrankungsrisiko zu identifizieren. Der Test wird durchgeführt, um potenzielle Probleme frühzeitig zu erkennen, bevor Symptome auftreten oder die Krankheit fortschreitet. Je nach Art des Screenings können Labortests, bildgebende Verfahren oder Fragebögen zum Einsatz kommen. Das Hauptziel des Screening-Tests besteht darin, Personen zu identifizieren, die ein erhöhtes Risiko für eine bestimmte Krankheit aufweisen oder bei denen weitere diagnostische Tests notwendig sind, um eine Diagnose zu bestätigen oder auszuschließen.

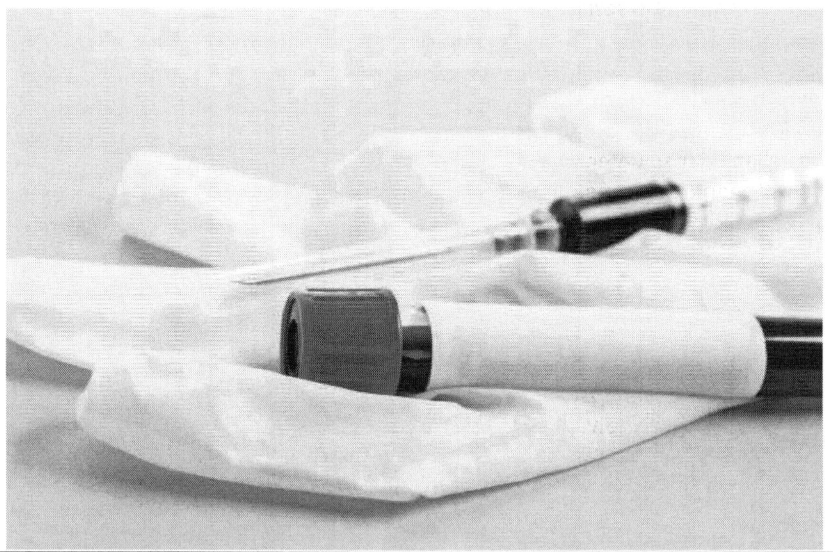

Wenn auffällige Werte festgestellt werden, ist es ratsam, sich von einem spezialisierten Arzt beraten zu lassen, der mit dieser Thematik vertraut ist. Ein erfahrener Endokrinologe, der sich auch mit Speichelmessungen auskennt, kann Ihnen weiterhelfen.

Um die genauen Ursachen zu klären, können zunächst Kontroll-Messungen durchgeführt werden. Bei Bedarf werden zusätzliche Tests, wie beispielsweise ein ACTH-Test, veranlasst. Mögliche Ursachen für auffällige Cortisol-Werte können stressbedingte Reaktionen, Infektionsfolgen wie Borreliose, Autoimmun-Prozesse, altersbedingte Veränderungen und andere Erkrankungen sein. Eine umfassende Diagnose beinhaltet nicht nur die Messung der Cortisol-Werte, sondern auch die Analyse des DHEA-S-Werts. Sollte ein DHEA-Mangel festgestellt werden, kann eine Substitutionstherapie mit DHEA zur Verbesserung der Symptome beitragen.

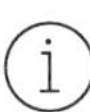

Definition: Substitutionstherapie

Der Begriff „Substitution" stammt von dem lateinischen Wort „substituere" ab und bedeutet übersetzt „ersetzen". Die Substitutionstherapie ist ein medizinisches Behandlungsverfahren, bei welchem dem Körper fehlende oder unzureichend produzierte Substanzen oder Hormone zugeführt werden, um einen Mangel auszugleichen oder die normale Funktion wiederherzustellen. Die Hormone werden also sozusagen durch die Zufuhr ersetzt. Diese Therapieform wird oft bei Erkrankungen eingesetzt, bei denen der Körper nicht in der Lage ist, ausreichend bestimmte Stoffe oder Hormone selbst zu produzieren. Das Hauptziel der Substitutionstherapie besteht darin, den Mangel an bestimmten Substanzen im Körper auszugleichen, um die normale Funktion des Organismus wiederherzustellen oder zu unterstützen. Durch die gezielte Zufuhr der fehlenden Substanzen können Symptome gelindert, der Krankheitsverlauf beeinflusst und die Lebensqualität verbessert werden.

Bei einem nachgewiesenen Cortisol-Mangel kann eine Hormontherapie mit Cortison in Tablettenform in Betracht gezogen werden. Darüber hinaus gibt es verschiedene naturheilkundliche und komplementärmedizinische Ansätze, die ergänzend zur konventionellen Therapie angewendet werden können, je nach den individuellen Ursachen der abweichenden Werte.

Um eine genaue Diagnose zu stellen, ist eine sorgfältige Beurteilung der Messwerte in Verbindung mit anderen klinischen Informationen notwendig. Ein erfahrener Arzt oder Endokrinologe wird die auffälligen Messwerte im Zusammenhang mit den individuellen Symptomen und dem klinischen Bild des Patienten bewerten. Dies kann weitere Untersuchungen und Tests, wie eine umfangreiche Anamnese, körperliche Untersuchungen und gegebenenfalls zusätzliche Bluttests, umfassen, um den Hormonstatus genauer zu bewerten.

Andere mögliche Ursachen für abnormale Cortisol-Werte müssen hierbei zwingend ausgeschlossen werden, da verschiedene Erkrankungen und Zustände zu einer Beeinträchtigung der Cortisol-Produktion führen können. Dazu gehören beispielsweise Nebenniereninsuffizienz, Cushing-Syndrom, Stress, Depressionen oder andere endokrine Störungen. Die Differentialdiagnose basiert auf den individuellen Symptomen, dem Krankheitsverlauf und weiteren Untersuchungsergebnissen.

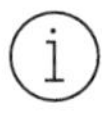

Definition: Differentialdiagnose

Die Differentialdiagnose ist ein diagnostischer Prozess, bei dem verschiedene mögliche Erkrankungen oder Zustände, die ähnliche Symptome aufweisen, unterschieden werden. Der Arzt berücksichtigt dabei die Krankheitsgeschichte des Patienten, führt eine körperliche Untersuchung durch und nutzt Laborergebnisse sowie bildgebende Verfahren, um potenzielle Ursachen auszuschließen oder zu bestätigen. Das Hauptziel der Differentialdiagnose besteht darin, eine präzise Diagnose zu stellen, indem andere mögliche Ursachen für die Symptome systematisch ausgeschlossen werden. Durch den Vergleich von Symptomen, medizinischen Tests und Untersuchungsergebnissen können verschiedene Krankheiten oder Zustände identifiziert oder ausgeschlossen werden, um die genaue Ursache der vorliegenden Symptome zu bestimmen. Aufgrund der Komplexität mancher Krankheiten und der Möglichkeit des gleichzeitigen Auftretens mehrerer Erkrankungen kann die Differentialdiagnose eine herausfordernde Aufgabe sein.

Sobald eine genaue Diagnose gestellt wurde, kann ein entsprechender Behandlungs- und Managementplan erstellt werden. Dieser kann die Verabreichung einer Hormonersatztherapie bei Nebenniereninsuffizienz, einer Medikation zur Regulation der Hormonproduktion bei Cushing-Syndrom oder andere therapeutische Maßnahmen umfassen. Der Behandlungsplan wird individuell auf den Patienten abgestimmt und kann auch Änderungen des Lebensstils, Stressmanagement und regelmäßige ärztliche Überwachung beinhalten.

Nebennierenfunktion und das Immunsystem

Ein wunderbares Zusammenspiel liegt zwischen dem Immunsystem und den Nebennieren. Das Immunsystem, das wie ein tapferer Verteidiger die Gesundheit schützt, steht in engem Kontakt mit den Nebennieren, den wertvollen Organen, die die hormonelle Balance aufrechterhalten.

Ein geschwächtes Immunsystem öffnet Tür und Tor für unerwünschte Eindringlinge. Infektionen und Krankheiten können leichter Einzug halten und das Wohlbefinden gerät ins Wanken.

Doch es gibt Hoffnung. Stressabbau und die Förderung der Nebennierenfunktion erweisen sich als Rettungsanker. Ein gutes Zeitmanagement und die Vermeidung von übermäßigem Stress führen zu einer Entlastung der Nebennieren und einer Stärkung des Immunsystems.

Der Körper spricht mit Ihnen, wenn er sich nicht wohlfühlt. Krankheit ist seine Botschaft, die Sie darauf hinweist, dass das Immunsystem geschwächt ist. Doch Sie können dem Körper zuhören und handeln, indem Sie einen gepflegten Lebensstil führen, der von Balance und Ausgewogenheit geprägt ist. Dadurch wird Ihrem Immunsystem auch die Aufmerksamkeit und Unterstützung geschenkt, die es verdient.

Die erworbene funktionelle Nebennierenschwäche ist ein subtiler Zustand, der sich langsam entwickelt, wenn Sie unermüdlich dem Druck ausgesetzt sind. Ein Blick in die Tiefen des Körpers, genauer gesagt in das Cortisol-Tagesprofil, der von einem Arzt durchgeführt wird, offenbart die Wahrheit. Diese Messung verschafft dem Arzt Klarheit auf dem Weg zur erfolgreichen Therapie.

Der Prozess zur Stärkung des Immunsystems und zur Unterstützung der Nebennieren wird fortlaufend verfolgt. Dabei ist Aufmerksamkeit, Hingabe und Bereitschaft zur Veränderung erforderlich.

Die Säulen der Nebennierengesundheit

Die Nebennieren sind eng mit dem Stressreaktionssystem verbunden und reagieren empfindlich auf langanhaltenden und übermäßigen Stress, sei es durch äußere Einflüsse oder innere Faktoren. Diese Nebennierenschwäche entsteht als Resultat einer anhaltenden Belastung, die individuell unterschiedlich sein kann. Sie kann sowohl von äußeren Faktoren wie beruflichem oder familiärem Stress als auch von inneren Faktoren wie chronischen Erkrankungen oder hormonellen Ungleichgewichten ausgelöst werden. Die Erschöpfung der Nebennieren ist ein messbarer Zustand, der sich in einem Cortisol-Tagesprofil im Speichel widerspiegelt. Es ist von entscheidender Bedeutung, die Hauptursachen zu identifizieren, um eine erfolgreiche Therapie zu ermöglichen.

Die Behandlung der Nebennierenschwäche erfordert einen ganzheitlichen Ansatz, der auf verschiedenen Säulen basiert. Eine davon ist die Ursachenforschung, bei der die individuellen Stressfaktoren ermittelt und adäquat behandelt werden. Dies kann eine Anpassung des Lebensstils, Stressbewältigungstechniken oder die Bewältigung von emotionalen Belastungen beinhalten. Es geht darum, Verhaltensänderungen zu erarbeiten und die Grundlagen für eine langfristige Gesundheit zu schaffen.

Ein weiterer wichtiger Aspekt ist die ganzheitliche Unterstützung des Nebennierensystems. Dies beinhaltet die Betrachtung des Körper-Geist-Zusammenhangs und die Förderung der Selbstheilungskräfte des Körpers. Es können ergänzende Maßnahmen wie die Optimierung der Ernährung, die Einnahme von Nahrungsergänzungsmitteln oder die Verwendung von bioidentischem Cortisol in Erwägung gezogen werden, um die Nebennierenfunktion zu unterstützen und wieder ins Gleichgewicht zu bringen.

Ein gesundes und reguliertes Hormonsystem

Ein gesundes und reguliertes Hormonsystem spielt eine entscheidende Rolle für das allgemeine Wohlbefinden und die optimale Funktion des Körpers. Es gibt verschiedene wichtige Faktoren, die berücksichtigt werden können, um ein gesundes und ausgeglichenes Hormonsystem aufrechtzuerhalten.

Eine ausgewogene Ernährung nimmt dabei eine bedeutende Position ein. Durch den Verzehr von reichlich Obst, Gemüse, Vollkornprodukten, gesunden Fetten und magerem Protein wird der Körper mit den erforderlichen Nährstoffen versorgt, die für die Hormonproduktion von Bedeutung sind. Bestimmte Nährstoffe wie Zink, Selen, Omega-3-Fettsäuren und Vitamin D spielen eine besonders wichtige Rolle bei der Regulation der Hormone.

Auch das Stressmanagement hat eine immense Bedeutung. Chronischer Stress kann zu hormonellen Ungleichgewichten führen, daher ist es von großer Wichtigkeit, Stress effektiv zu bewältigen. Techniken wie Meditation, Yoga, regelmäßige körperliche Bewegung und Entspannungsübungen können dazu beitragen, den Stresspegel zu senken und das Hormonsystem ins Gleichgewicht zu bringen.

Ein gesunder Schlaf ist ebenfalls von bedeutsam für die Regulation der Hormone. Während des Schlafes werden wichtige Hormone wie Melatonin, das den Schlaf-Wach-Rhythmus steuert, sowie das Wachstumshormon produziert. Um einen gesunden Schlaf zu fördern, ist es ratsam, auf eine gute Schlafhygiene zu achten und eine angenehme Schlafumgebung zu schaffen.

Regelmäßige körperliche Aktivität stellt eine weitere bedeutende Komponente für ein gesundes Hormonsystem dar. Durch regelmäßige Bewegung und körperliche Aktivität kann die Produktion von Endorphinen gesteigert werden, die als Glückshormone bekannt sind und das allgemeine Wohlbefinden verbessern. Wählen Sie Aktivitäten, die Ihnen Freude bereiten, und integrieren Sie Bewegung in Ihren Alltag.

Empfehlung:

Pro Woche werden ab einem Alter von 18 Jahren mindestens 150 Minuten bei mittlerer Intensität des Trainings oder 75 Minuten mit hoher Intensität im Ausdauerbereich empfohlen.

Des Weiteren ist es wichtig, die Exposition, also die Kontakt- und Aussetzungsposition, gegenüber Umweltgiften zu minimieren, da diese das Hormonsystem beeinflussen und zu Ungleichgewichten führen können. Vermeiden Sie schädliche Chemikalien in Lebensmitteln, Kosmetika, Reinigungsmitteln und Plastikprodukten und setzen Sie stattdessen auf natürliche und umweltfreundliche Alternativen. Durch die Aufrechterhaltung eines gesunden

Lebensstils, die Reduzierung von Stress, regelmäßige ärztliche Untersuchungen und eine ausgewogene Ernährung können Sie dazu beitragen, das Gleichgewicht der Hormone im Körper aufrechtzuerhalten und Ihr allgemeines Wohlbefinden zu fördern.

Um diese und weitere Aspekte besser zu verstehen, steigen Sie nachfolgend noch tiefer in die genannten Aspekte ein. Praktische Hinweise und Tipps erhalten Sie dann zu ebendiesen Themen zu einem späteren Zeitpunkt im Verlauf des Ratgebers.

ERNÄHRUNG

Die Ernährung spielt eine entscheidende Rolle für die Gesundheit des Hormonsystems. Eine ausgewogene und gesunde Ernährung kann dazu beitragen, den Hormonhaushalt zu regulieren und eine optimale Funktion des Körpers zu unterstützen. Dabei gibt es einige wichtige Ernährungsfaktoren, die sich positiv auf Ihr Hormonsystem auswirken können und beachtet werden sollten.

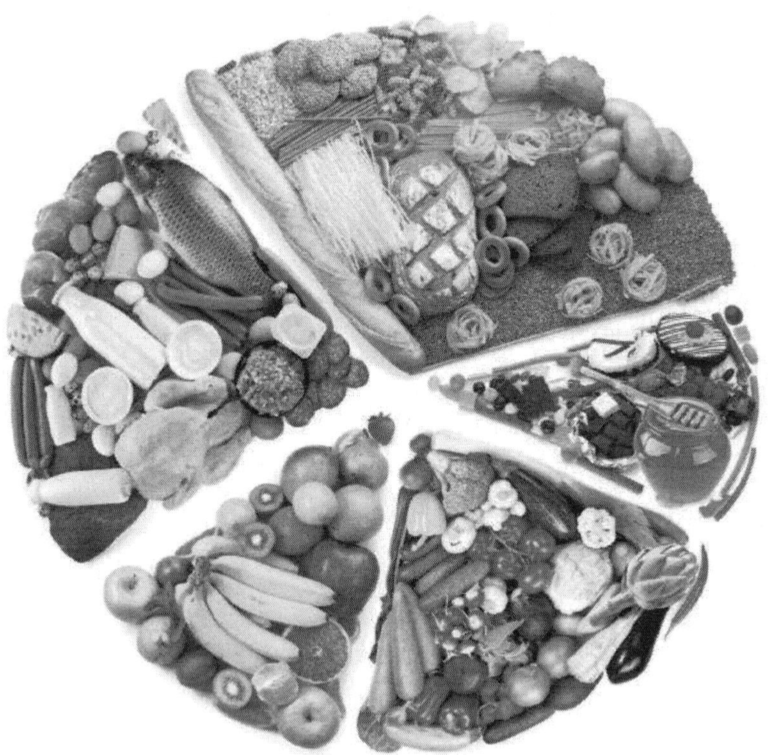

Eine ausreichende Proteinversorgung ist essenziell für die Hormonproduktion. Es ist empfehlenswert, ausreichende Mengen an hochwertigem Protein zu konsumieren.

Hierzu eignen sich beispielsweise

- mageres Fleisch,
- Fisch,
- Eier,
- Hülsenfrüchte,
- Nüsse und Samen.

Diese Lebensmittel liefern wichtige Bausteine für die Hormone.

Auch gesunde Fette, insbesondere Omega-3-Fettsäuren, spielen eine wichtige Rolle bei der Hormonproduktion.

Zu den Lebensmitteln, die sich besonders eignen, gehören dabei

- Avocados,
- fetter Fisch (Lachs, Makrele, Sardinen),
- kaltgepresste Pflanzenöle wie Olivenöl oder Leinöl.

Diese Bestandteile sollten daher in Ihre Ernährung integriert werden.

Ein hoher Anteil an Obst und Gemüse ist ebenfalls von großer Bedeutung. Sie liefern nicht nur wichtige Vitamine, Mineralstoffe und Ballaststoffe, sondern auch Antioxidantien, die für eine gesunde hormonelle Balance benötigt werden. Eine bunte Vielfalt an Obst und Gemüse sorgt für eine ausgewogene Aufnahme verschiedener Nährstoffe.

Bei Getreideprodukten sollten vorzugsweise Vollkornprodukte gewählt werden. Besonders geeignet sind daher Lebensmittel wie

- Vollkornbrot,
- Vollkornreis,
- Haferflocken,
- Quinoa.

Diese Lebensmittel enthalten Ballaststoffe, die den Blutzuckerspiegel stabilisieren und eine gesunde Verdauung unterstützen können.

Es ist ratsam, zuckerhaltige Lebensmittel und raffinierte Kohlenhydrate zu vermeiden, da sie zu Hormonschwankungen führen können. Eine Reduzierung des Konsums von zuckerhaltigen Getränken, Süßigkeiten, Kuchen, Gebäck und raffinierten Lebensmitteln zugunsten von natürlichen Süßungsmitteln und komplexen Kohlenhydraten ist empfehlenswert. Ausreichende Flüssigkeitszufuhr ist ein weiterer wichtiger Aspekt. Es ist wichtig, den Körper gut hydriert zu halten, um die Hormonfunktion zu unterstützen. Wasser sollte bevorzugt getrunken werden, während der übermäßige Konsum von koffeinhaltigen Getränken und Alkohol vermieden werden sollte. Es wird von Ärzten empfohlen, dass Sie bei einer Nebennierenschwäche täglich 2 bis 3 Liter Wasser zu sich nehmen. Allerdings sollten auch hier individuelle Faktoren wie Körpergewicht, körperliche Aktivität, Klima und eventuelle Begleiterkrankungen berücksichtigt werden, um eine angepasste Flüssigkeitszufuhr zu bestimmen.

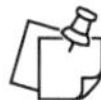

Hinweis:

Die Menge und Art der Nahrung, die Sie zu sich nehmen, hat einen direkten Einfluss auf die Gesundheit. Wie Paracelsus einst sagte: „Die Dosis macht das Gift." Dies bedeutet, dass selbst gesunde Lebensmittel in übermäßigen Mengen zu negativen Auswirkungen führen können. Eine ausgewogene Ernährung ist der Schlüssel, um den Körper mit den richtigen Nährstoffen zu versorgen und ihn gesund zu halten.

Die Nahrung kann einen entweder gesund oder krank machen. Wenn Sie sich für eine Ernährung entscheiden, die reich an frischem Obst, Gemüse, Vollkornprodukten, magerem Protein und gesunden Fetten ist, geben Sie dem Körper die Nährstoffe, die er braucht, um optimal zu funktionieren.

Auf der anderen Seite können ungesunde Ernährungsgewohnheiten den Körper belasten und Organsysteme schwächen. Der übermäßige Konsum von verarbeiteten Lebensmitteln, zuckerhaltigen Getränken, gesättigten Fetten und trans-Fettsäuren kann zu Entzündungen führen, den Stoffwechsel beeinträchtigen und das Risiko für Fettleibigkeit, Herzkrankheiten und andere Gesundheitsprobleme erhöhen. Eine solche Ernährung kann auch die Leber, die Nieren und andere Organe belasten, die für die Entgiftung und den Stoffwechsel verantwortlich sind.

Im Anschluss an diese Erläuterungen werden Sie sich sicherlich fragen, welche Lebensmittel sich nun konkret für den Verzehr bei einer Nebennierenschwäche eignen. Dies wird Ihnen im weiteren Verlauf noch genauer erläutert.

SCHLAF

Der Schlaf ist wichtig für die Gesundheit des Hormonsystems und beeinflusst dieses maßgeblich. In diesen Stunden entfaltet sich ein komplexes Zusammenspiel hormoneller Prozesse, das den Körper in eine harmonische und erneuernde Balance bringt. Deshalb sollten Sie dafür sorgen, dass Sie ausreichend Schlaf erhalten.

Während des Schlafs entfalten die Hormone ihre Wirkung. Das Melatonin, welches den Schlaf-Wach-Rhythmus reguliert, und das Wachstumshormon werden aktiviert und durchdringen den Körper auf sanfte Weise. Sie steuern den Stoffwechsel, fördern das Wachstum und unterstützen die Gewebereparatur, um das Gleichgewicht der Hormone zu gewährleisten.

Doch Vorsicht, denn der Schlaf kann auch zu einem gefährlichen Spiel werden, wenn er entzogen wird oder von schlechter Qualität ist. Ein Mangel an Schlaf und unruhige Nächte können das Cortisol, das Stresshormon, aus dem Gleichgewicht bringen und somit den Schlaf-Wach-Rhythmus beeinflussen. Die gestörte Cortisol-Produktion führt zu schlaflosen Nächten und hinterlässt Spuren in Form von hormonellen Ungleichgewichten.

Nicht nur das, auch der Insulin- und Glukosestoffwechsel gerät ins Wanken, wenn der Schlaf in Gefahr ist. Ein Mangel an Schlaf erhöht das Risiko für Insulinresistenz, Diabetes und hormonellen Störungen.

Leptin und Ghrelin, die Meister des Appetits und des Sättigungsgefühls, können ebenfalls aus dem Takt geraten. Schlafmangel wirft ihr empfindliches Gleichgewicht durcheinander und führt zu unstillbarem Hunger, unkontrollierter Nahrungsaufnahme und einem stetigen Anstieg des Gewichts.

Exkurs: Leptin und Ghrelin

Leptin und Ghrelin sind bedeutende Hormone, die eine zentrale Rolle bei der Regulation von Appetit und Sättigungsgefühl spielen. Sie arbeiten harmonisch zusammen, um den Hunger- und Sättigungszyklus im Körper präzise zu kontrollieren. Ein Ungleichgewicht zwischen diesen Hormonen kann zu gravierenden Essstörungen und einem erhöhten Risiko für Übergewicht und Fettleibigkeit führen.

Leptin wird hauptsächlich von Fettzellen produziert und ist ein essenzielles Hormon, das dem Gehirn mitteilt, dass der Körper reichlich Energiereserven hat und den Appetit gekonnt drosseln kann. Es wirkt appetithemmend und fördert ein wohliges Sättigungsgefühl. Bei Menschen mit Übergewicht oder Fettleibigkeit kann jedoch eine Leptinresistenz auftreten, bei der das Gehirn unzureichend auf die Leptinsignale anspricht. Dies kann zu einer verringerten Sättigung und einem andauernden, unstillbaren Hungergefühl führen.

Ghrelin hingegen wird vorwiegend im Magen produziert und ist ein faszinierendes Hormon, das dem Gehirn signalisiert, dass der Körper Nahrung benötigt, und den Appetit gekonnt anregt. Ghrelinspiegel steigen vor den Mahlzeiten an und nehmen nach dem Essen wieder ab. Schlafmangel kann zu einer gesteigerten Produktion von Ghrelin führen, was zu einem verstärkten Hungergefühl und einem intensivierten Verlangen nach Nahrung führen kann. Es handelt sich hierbei um einen anerkannten Faktor, der das empfindliche Gleichgewicht zwischen Leptin und Ghrelin stören kann.

Aber das ist noch nicht alles. Der Schlafmangel hat auch die Macht, die Stimmungsregulation zu trüben. Serotonin und Dopamin, die Boten der Freude und des Glücks, werden während des Schlafs geboren und können durch den Schlafmangel in Mitleidenschaft gezogen werden. Eine düstere Wolke der Niedergeschlagenheit legt sich über das Gemüt.

Um das gesunde Gleichgewicht der Hormone zu bewahren, müssen wir die Kunst der Schlafgewohnheiten meistern. Eine liebevolle Schlafumgebung mit sanften Farben und einem dunklen Ambiente, eine regelmäßige Schlafenszeit, die einen umarmt wie eine warme Decke, die Reduzierung der Bildschirmzeit vor dem Zubettgehen, damit die Augen sich ausruhen können, eine entspannende Abendroutine mit einem duftenden Bad oder einem Buch, das einen in ferne Welten entführt, und der Verzicht auf Koffein, das den Schlaf stört, sind die Verbündeten auf dieser Reise.

Doch der Schlaf bietet nicht nur physische Erholung, sondern auch eine kostbare Zeit für das Gehirn. In den Tiefen der Nacht vollführt das Gehirn seine Regeneration und Optimierung des Zellstoffwechsels. Während wir schlafen, werden toxische Stoffwechselprodukte behutsam aus dem Gehirn entfernt und das Gedächtnis wird gefestigt. Eine unsichtbare Reinigungstruppe durchstreift die verästelten Pfade des Denkens, um Frische und Klarheit zu schenken. Diese kostbare Zeit des Schlafes ist der Schlüssel zur geistigen und emotionalen Erholung.

Es ist von größter Bedeutung, dem Schlaf genügend Zeit und Aufmerksamkeit zu schenken, um die Harmonie des Hormonsystems zu fördern und die Organe zu stärken. Es muss sich achtsam um die Schlafhygiene gekümmert werden, damit eine Brücke zu einem gesunden Leben errichtet werden kann. Der Raum für den Schlaf muss mit Bedacht gestaltet werden, es muss eine Oase der Ruhe und Dunkelheit geschaffen werden, in der die Träume wie funkelnde Sterne aufleuchten können. Eine regelmäßige Schlafenszeit wird zur Zeremonie, die einen sanft in die Arme des Schlafes entlässt und einen mit neuen Kräften erfüllt erwachen lässt. Die grellen Bildschirme müssen hinter einem gelassen werden und die Gedanken sollen zur Ruhe kommen. Eine liebevolle Abendroutine bereitet einen auf diese nächtliche Reise vor, sei es durch ein wohliges Bad, das einen umhüllt wie ein seidener Schleier, oder durch das Eintauchen in die Geschichten der großen Schriftsteller, die die Fantasie beflügeln.

Bewegung

Wie Sie bereits erfahren haben: Die Bewegung spielt eine maßgebliche Rolle für ein gesundes Hormonsystem. Regelmäßige körperliche Aktivität kann dabei helfen, den Hormonhaushalt zu regulieren und das allgemeine Wohlbefinden zu verbessern. Es gibt zahlreiche Wege, auf denen Bewegung das Hormonsystem auf positive Weise beeinflussen kann.

Ein wichtiger Aspekt hierbei ist beispielsweise die Insulinempfindlichkeit. Durch eine körperliche Aktivität wird die Insulinempfindlichkeit verbessert.

Definition: Insulin

Insulin ist ein Hormon, das in der Bauchspeicheldrüse produziert wird und eine entscheidende Rolle bei der Regulation des Blutzuckerspiegels im Körper spielt. Es ermöglicht den Zellen, Glukose (Zucker) aus dem Blut aufzunehmen und als Energiequelle zu nutzen. Insulin sorgt dafür, dass der Blutzuckerspiegel nicht zu hoch ansteigt, indem es den Abbau von Glykogen (eine Form von gespeichertem Zucker) in der Leber fördert und die Glukoseaufnahme in Muskel- und Fettgewebe erhöht.

Das bedeutet, dass die Zellen besser auf Insulin reagieren und Glukose effizienter aus dem Blut aufnehmen können. Dadurch kann das Risiko für Insulinresistenz und Diabetes reduziert werden. Diabetes ist, wie zuvor bei den Ursachen erwähnt, mit ein Grund für die Entstehung einer Nebennierenschwäche, deswegen ist die richtige Regulation von Insulin ausschlaggebend für die Nebennieren.

Ein weiterer Vorteil von Bewegung ist der Stressabbau. Wenn Sie sich bewegen, dann wird der Stresspegel gesenkt und die Freisetzung von Stresshormonen wie Cortisol wird leichter reguliert. Regelmäßige körperliche Aktivität ermöglicht es also, den Stress abzubauen und somit ein ausgewogenes Hormongleichgewicht zu fördern.

Darüber hinaus kann Bewegung auch die Stimmung verbessern. Durch körperliche Aktivität wird die Produktion von Endorphinen angeregt, den sogenannten Glückshormonen. Endorphine können positive Stimmungszustände erzeugen und Stress reduzieren und somit auch Depressionen und Angstzustände lindern.

Auch in Bezug auf die Gewichtsregulierung spielt Bewegung eine bedeutende Rolle. Übergewicht und Fettleibigkeit können zu Hormonstörungen führen, insbesondere zu einer erhöhten Produktion von Insulin und Östrogen. Durch regelmäßige Bewegung kann das Gewicht kontrolliert und das hormonelle Gleichgewicht verbessert werden. Übergewicht führt zu vielen verschiedenen chronischen Krankheiten, vor allem Betroffene bei einer Nebennierenschwäche müssen auf ein angemessenes Gewicht achten.

Des Weiteren wirkt sich Bewegung auch positiv auf die Schlafqualität aus. Regelmäßige körperliche Aktivität kann zu einer besseren Schlafqualität führen. Ein erholsamer Schlaf ist wichtig für die Regulation des Hormonhaushalts. Während des Schlafes werden wichtige Hormone wie Melatonin, welches den Schlaf-Wach-Rhythmus reguliert, und das Wachstumshormon produziert. Auf den Schlaf wird im Folgenden noch spezifischer eingegangen, da sowohl der Schlaf als auch der Schlafrhythmus eine entscheidende Rolle bei der Nebennierenschwäche spielen.

Tipp:

Dennoch sollten Sie beachten, dass Bewegung nicht zwangsläufig bedeutet, dass Sie exzessives Training oder intensiven Sport betreiben müssen. Es geht vielmehr darum, eine körperliche Aktivität zu finden, die Freude bereitet und die Sie regelmäßig in den Alltag integrieren können. Dies kann beispielsweise Spaziergänge, Radfahren, Schwimmen, Tanzen oder Yoga umfassen. Durch regelmäßige körperliche Aktivität wird also die Hormonregulation gefördert, Stress abgebaut, die Stimmung verbessert und die allgemeine Gesundheit unterstützt.

Daher ist es wichtig, dass Sie auf eine ausgewogene Bewegung achten, um die Vorteile und positiven Auswirkungen auf das Hormonsystem zu erzielen. Wir geben dadurch dem Körper die Möglichkeit, seine natürlichen hormonellen Funktionen optimal auszuführen. Es ist also sehr erstaunlich, wie viel Einfluss Bewegung auf das Hormonsystem und das allgemeine Wohlbefinden haben kann, die hier zahlreichen genannten Vorteile von Bewegung für das Hormonsystem sind sehr beeindruckend und es ist nie zu spät, um mit körperlicher Aktivität zu beginnen und die positiven Auswirkungen auf die Gesundheit zu erfahren.

In der modernen Gesellschaft hat sich jedoch ein Lebensstil etabliert, der geprägt ist von Bequemlichkeit, Inaktivität und mangelnder körperlicher Herausforderung. Dieser moderne Lebensstil kann als ein signifikanter Faktor für die Entstehung verschiedener Krankheiten betrachtet werden, insbesondere in Verbindung mit einer Nebennierenschwäche.

Es ist von entscheidender Bedeutung, den modernen Lebensstil zu überdenken und Bewegung als einen essenziellen Teil des täglichen Lebens zu betrachten. Alltagsbewegung sollte nicht als zusätzliche Aufgabe betrachtet werden, sondern als integraler Bestandteil der Routinen. Es geht darum, kleine Änderungen vorzunehmen, wie zum Beispiel das Treppensteigen anstatt der Nutzung des Fahrstuhls, das Gehen oder Radfahren statt der Nutzung des Autos für kurze Strecken und das Finden von Freude an körperlicher Aktivität.

Eine bewegungsreiche Lebensweise kann dazu beitragen, den Körper zu revitalisieren, das Immunsystem zu stärken, den Stoffwechsel anzukurbeln und die allgemeine Gesundheit zu verbessern, die Bewegung soll also keine Option, sondern eine Notwendigkeit für jeden Menschen sein.

Tipp:

Finden Sie eine Bewegungsform, die Ihnen Spaß macht, und integrieren Sie sie in Ihren Alltag. Halten Sie sich dabei stets an Ihre persönlichen Fähigkeiten und Ziele. So können Sie die wunderbaren Effekte der Bewegung auf Ihr Hormonsystem nutzen und zu einem gesünderen und glücklicheren Leben gelangen.

Lebensgewohnheiten

Die Art und Weise, wie wir den Alltag gestalten, spielt genauso wie die Ernährung, der Schlaf und der Sport auch eine bedeutende Rolle für ein gesundes Hormonsystem. Durch bewusste Entscheidungen in den Lebensgewohnheiten können wir das Hormongleichgewicht positiv beeinflussen und somit die allgemeine Gesundheit verbessern. Es ist erstaunlich, wie sehr die täglichen Entscheidungen und Gewohnheiten Einfluss auf das Hormonsystem haben können, und wenn wir eine gute Routine mit den Gewohnheiten in das Leben einbauen können, steigert dies nicht nur die Gesundheit, sondern auch das allgemeine Wohlbefinden.

Regelmäßige ärztliche Untersuchungen und Kontrollen sind wichtig, um mögliche hormonelle Ungleichgewichte frühzeitig zu erkennen und entsprechend zu behandeln. Daher sollten regelmäßige Termine beim Arzt wahrgenommen werden, um die Gesundheit des Hormonsystems zu überwachen und eventuelle Anpassungen vorzunehmen.

Wenn Sie bewusst gesunde Lebensgewohnheiten in Ihren Alltag integrieren, setzen Sie einen wichtigen Grundstein für ein gesundes Hormongleichgewicht. Diese Gewohnheiten können Ihnen helfen, sich energiegeladen, ausgeglichen und vital zu fühlen, jedoch sollte hierbei nicht vergessen werden, dass jeder Körper individuell ist und unterschiedliche Bedürfnisse hat. Was für eine Person funktioniert, funktioniert möglicherweise nicht für eine andere. Auch wichtig ist es, seinen eigenen Körper zu kennen und seine Signale genau zu beobachten. Falls es Anzeichen für hormonelle Ungleichgewichte gibt, wie zum Beispiel unregelmäßige Menstruationszyklen, Stimmungsschwankungen oder Schlafstörungen, sollten Sie dies als ein Warnsignal betrachten. Für eine standhaft gute Hormonbalance sind also Routinen, die wir in den Alltag einbringen, unerlässlich.

Beispiele für Routinen

- Kontinuierlicher und erholsamer Schlaf
- Gesunde Ernährungsgewohnheiten
- Effektives Stressmanagement: Stress kann den Hormonhaushalt beeinflussen. Routinen zur Stressbewältigung, wie Meditation, Atemübungen, regelmäßige körperliche Aktivität oder Entspannungstechniken, können dazu beitragen, den Stresspegel zu senken und die Hormone im Gleichgewicht zu halten.
- Regelmäßige körperliche Betätigung
- Ausreichende Flüssigkeitszufuhr: Es ist wichtig, den Körper ausreichend mit Flüssigkeit zu versorgen, da dies den allgemeinen Stoffwechsel und die Regulation der Hormone im Körper unterstützt.
- Vermeidung schädlicher Substanzen: Durch den Verzicht auf Rauchen, übermäßigen Alkoholkonsum und den Missbrauch von Drogen kann vermieden werden, dass der Hormonhaushalt beeinträchtigt wird.
- Regelmäßige Entspannungsmomente: Routinen zur Entspannung, wie Entspannungsbäder, Massagen oder das Einnehmen von Zeit für Hobbys und Interessen, können dazu beitragen, den Stresspegel zu senken und das allgemeine Wohlbefinden zu fördern.

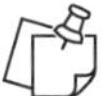

Hinweis:

Auch das morgendliche oder abendliche Scrollen am Smartphone, was auch als exzessiver Medienkonsum bezeichnet wird, hat sich zu einer weit verbreiteten Routine entwickelt. Viele von uns neigen dazu, in den Weiten der virtuellen Welt zu versinken und die Zeit mit endlosem Scrollen auf sozialen Medien oder anderen Websites zu verbringen. Doch wie beeinflusst diese Gewohnheit das Leben?

Auf den ersten Blick mag das Scrollen am Smartphone harmlos erscheinen. Es bietet eine Quelle der Unterhaltung, Informationen und sozialen Interaktion. Sie werden über Neuigkeiten informiert, können mit Freunden und Familie in Kontakt bleiben und werden von lustigen oder inspirierenden Inhalten unterhalten. Es kann sogar dabei helfen, sich zu entspannen und den Alltagsstress für eine Weile zu vergessen. Jedoch ist es wichtig, sich bewusst zu machen, dass exzessives Scrollen am Smartphone auch negative Auswirkungen haben kann. Es kann einen von wichtigen Aufgaben ablenken, die Produktivität verringern und einen in einen endlosen Zyklus der Ablenkung und Prokrastination führen. Wir verbringen möglicherweise mehr Zeit mit dem Betrachten von Bildschirmen als mit echten zwischenmenschlichen Beziehungen oder anderen sinnvollen Aktivitäten.

Darüber hinaus kann das ständige Scrollen auch negative Auswirkungen auf die geistige Gesundheit haben. Es kann zu einem Gefühl der Unzufriedenheit führen, wenn wir uns ständig mit den vermeintlich perfekten Leben anderer vergleichen. Der ständige Fluss von Informationen und Reizen kann zu Überlastung und Stress führen und die ständige Verfügbarkeit des Smartphones kann uns dazu bringen, die Ruhephasen zu vernachlässigen.

Daher ist es umso wichtiger, eine gute Balance zu finden, damit wir mit dem Handy bewusster umgehen. Statt sich in endlosem Scrollen zu verlieren, sollten wir uns bewusst Zeitfenster für das Smartphone setzen und uns auf wirklich wichtige Inhalte konzentrieren. Wir sollten uns auch regelmäßige Auszeiten von den Bildschirmen gönnen, um die geistige und körperliche Gesundheit zu fördern.

Abschließend ist es also wichtig, von allem ein bisschen in den Alltag einzubringen, nicht übermäßig viel, aber auch nicht komplett auslassen – sei es Sport, das Smartphone, die richtige Ernährung oder andere wichtige Wohlfühlfaktoren.

Exkurs: Die 6 Phasen von Krankheit

Die Phasen einer Krankheit stellen den fortschreitenden Verlauf selbiger im Körper dar. Sie offenbaren sich nicht plötzlich, sondern entwickeln sich schleichend in den Schatten vernachlässigter Handlungen und unbedachter Entscheidungen. Die Worte des renommierten Mediziners Hippokrates, der betonte, dass Krankheiten nicht wie ein Blitzschlag aus heiterem Himmel über den Menschen hereinbrechen, sondern die Folgen anhaltender Verfehlungen gegen die Natur sind, hallen nach, während die sechs Phasen einer Krankheit erforscht und ihre Bedeutung für die Nebennierenschwäche erkannt wurden.

Zu den Phasen der Erkrankung, die Sie kennen sollten, gehören dabei:

- die Ausscheidungsphase
- die Entzündungsphase
- die Phase der Speicherung von Giftstoffen
- die Zellschädigung
- die Degenerationsphase
- die Zellentartung

Was es mit den einzelnen Phasen genau auf sich hat, erfahren Sie in den nachfolgenden Kapiteln.

1. Ausscheidungsphase

Die Phase der Ausscheidung markiert den Beginn der sechs Phasen einer Krankheit und spielt eine entscheidende Rolle bei der natürlichen Entgiftung des Körpers. In dieser Phase wird der Körper nur geringfügig belastet und kann schädliche Substanzen auf verschiedene Weise ausscheiden – sei es durch den Urin, den Stuhl, Schweiß, die Atmung, Erbrechen oder Schleim. Dieser Reinigungsprozess ermöglicht es dem Körper, ein gesundes Gleichgewicht wiederherzustellen, indem er sich von Giftstoffen befreit.

Während der Ausscheidungsphase funktionieren die Nebennieren normal und unterstützen den Körper bei der Entgiftung. Es besteht die Aussicht auf Besserung, sogar ohne medikamentöse Hilfe, innerhalb weniger Tage. Der Körper ist in der Lage, sich selbst zu regenerieren und die Giftstoffe effizient auszuscheiden. Um den Reinigungsprozess zu unterstützen, ist es entscheidend, dass der Körper während dieser Phase ausreichend Ruhe und Erholung erhält. Zudem können eine gesunde Ernährung, angemessene Flüssigkeitszufuhr und körperliche Aktivität ebenfalls dazu beitragen, die Ausscheidungsfunktion zu optimieren.

Dennoch ist zu beachten, dass die Wirksamkeit der Ausscheidungsphase nur gegeben ist, wenn der Körper lediglich geringfügig belastet wird. Fortgesetzte Verstöße gegen die natürlichen Prinzipien, wie eine unausgewogene Ernährung, mangelnde körperliche Aktivität, chronischer Stress oder übermäßiger Konsum schädlicher Substanzen, können den Körper überlasten und zu einer Verschlechterung der Gesundheit führen. In solchen Fällen kann die

Krankheit in die nächste Phase übergehen, die sogenannte Entzündungsphase. Die Ausscheidungsphase stellt somit eine entscheidende Zeit dar, in der der Körper die Möglichkeit hat, sich selbst zu reinigen und wieder ins Gleichgewicht zu bringen. Es ist von großer Bedeutung, auf die Signale des Körpers zu achten, einen gesunden Lebensstil zu pflegen und im Einklang mit der Natur zu leben, um die Gesundheit zu erhalten und den Übergang zu fortgeschritteneren Krankheitsstadien zu vermeiden. Der Körper hat die bemerkenswerte Fähigkeit, sich selbst zu heilen, und es liegt in der eigenen Verantwortung, ihm die geeigneten Bedingungen zu bieten, um seine natürlichen Reinigungsmechanismen effektiv zu nutzen.

Während der Ausscheidungsphase muss also der Körper unterstützt werden, von Toxinen befreit werden und es muss ihm die nötige Zeit zur Regeneration gegeben werden, damit ein wichtiger Beitrag zum Wohlbefinden und zur langfristigen Gesundheit geleistet werden kann. Es ist ein Prozess des Gleichgewichts und der Harmonie, bei dem Sie mit der Natur in Einklang stehen und die Kraft des Körpers nutzen, um sich zu heilen und zu stärken.

2. Entzündungsphase

Die Entzündungsphase ist die zweite Phase und ebenfalls sehr wichtig im Kontext der sechs Phasen von Krankheit. Sie tritt ein, wenn der Körper verstärkten Gifteinwirkungen ausgesetzt ist. In dieser Phase reagiert der Körper mit Entzündungsreaktionen, die sich durch verschiedene Symptome wie Akne, Bronchitis, Abszesse, Furunkel und Fieber bemerkbar machen können. Diese Symptome sind Anzeichen dafür, dass der Körper aktiv gegen schädliche Einflüsse vorgeht.

Während der Entzündungsphase spielen die Nebennieren eine wichtige Rolle bei der Reaktion des Körpers auf die erhöhte Giftbelastung, da sie entzündungshemmende Hormone produzieren, um den Körper im Kampf gegen die Entzündung zu stärken.

Die Entzündungsphase dient auch als Schutzmechanismus des Körpers, um schädliche Substanzen zu bekämpfen und das Gleichgewicht der Hormone wiederherzustellen. Entzündungen sind eine natürliche Reaktion des Immunsystems und dienen dazu, Infektionen zu bekämpfen und Verletzungen zu heilen. Sie helfen, schädliche Mikroorganismen abzuwehren und beschädigtes Gewebe zu reparieren. Durch die Freisetzung von entzündungsfördernden Botenstoffen, wie Zytokinen und Chemokinen, werden Immunzellen zum Ort der Entzündung gelockt, um dort ihre schützenden Funktionen auszuführen.

Exkurs: Zytokine und Chemokine

Zytokine und Chemokine sind Proteine, die eine wichtige Rolle im Immunsystem spielen. Sie dienen als Botenstoffe und ermöglichen die Kommunikation zwischen verschiedenen Zellen des Immunsystems.

Jedoch sollte vor allem beachtet werden, dass eine übermäßige oder anhaltende Entzündungsreaktion auch schädlich sein kann, denn chronische Entzündungen können zu Gewebeschäden führen und das Risiko für verschiedene Erkrankungen, wie rheumatoide Arthritis, Asthma, entzündliche Darmerkrankungen und Herz-Kreislauf-Erkrankungen, erhöhen. Daher ist es entscheidend, die Ursachen der Entzündung zu identifizieren und geeignete Maßnahmen zu ergreifen, um die Entzündungsreaktion zu kontrollieren und zu reduzieren. Die Entzündungsphase ist also ein wichtiger Teil des natürlichen Abwehrmechanismus des Körpers. Ein ausgewogenes Immunsystem und eine angemessene Kontrolle der Entzündungsreaktion sind entscheidend, um die Gesundheit aufrechtzuerhalten und das Fortschreiten der Krankheit in die folgenden Phasen zu verhindern. Auch in dieser Phase ist es wichtig, auf die Signale des Körpers zu achten, eine gesunde Lebensweise zu pflegen und geeignete Maßnahmen zu ergreifen, um eine übermäßige Entzündungsreaktion zu vermeiden. Auch hier sollten eine angemessene Schlafqualität und ausreichend Ruhe beachtet werden, um Entzündungen zu kontrollieren, denn während des Schlafs hat der Körper die Möglichkeit, sich zu regenerieren und das Immunsystem zu stärken. Daher ist es wichtig, genügend Schlaf zu bekommen und eine Schlafumgebung zu schaffen, die Ruhe und Erholung fördert.

Außerdem ist zu beachten, dass auch die Entzündungsphase individuell unterschiedlich sein und von Person zu Person variieren kann. Auch hier können einige Menschen anfälliger für Entzündungsreaktionen sein, während andere eine robustere Immunantwort haben. Sie sollten daher auf die persönlichen Bedürfnisse sowie die Bedürfnisse des eigenen Körpers achten und bei anhaltenden oder schweren Symptomen einen Arzt aufsuchen.

3. Speicherung der Giftstoffe

In der dritten Phase, der Phase der Speicherung der Giftstoffe, ereignet sich eine Veränderung, wenn der Körper nicht mehr in der Lage ist, die aufgenommenen Gifte effektiv auszuscheiden, und die Belastung kontinuierlich zunimmt. Dies führt zu einer erschütternden Beeinträchtigung der Hauptentgiftungsorgane wie der Leber, der Nieren, des Magens, des Darms und des Lymphsystems. Diese Organe, die normalerweise für die Reinigung und den gnadenlosen Abbau von Toxinen verantwortlich sind, werden durch die unerbittliche Überlastung der schädlichen Substanzen beeinträchtigt und sind nicht mehr in der Lage, ihre edle Funktion in voller Pracht zu erfüllen.

Die Gifte, die bedauerlicherweise nicht ihren rechtmäßigen Ausgang finden können, suchen nun ihre Lagerstätten in den Hohlräumen der Organe und im Zwischenzellgewebe. Dieser tückische Prozess kann zu einer Reihe von Komplikationen führen, wie der schaurigen Bildung von Steinen, den geheimnisvollen Lipomen oder den undurchschaubaren Zysten. Die Ansammlung dieser unerwünschten Toxine in der „Matrix", wie Dr. Reckeweg (1905–1985; deutscher und renommierter homöopathischer Arzt und Begründer der sogenannten „homotoxischen Medizin"; entwickelte das Konzept der Homotoxine, bei dem er die Rolle von Toxinen und deren Einfluss auf die Gesundheit betonte) es treffend beschrieben hat, kann das harmonische Gleichgewicht im Körper empfindlich stören und die wertvolle Gesundheit beeinträchtigen.

Während dieser Phase können auch die Nebennieren indirekt von den Auswirkungen betroffen sein. Da sie in harmonischer Zusammenarbeit mit den anderen Entgiftungsorganen agieren, können sie durch die Ansammlung der unerwünschten Giftstoffe in den Hauptentgiftungsorganen auf unerwartete Weise beeinflusst werden. Wenn jedoch die Funktion der Hauptentgiftungsorgane in Mitleidenschaft gezogen ist, kann dies auch einen bemerkenswerten Einfluss auf die Arbeit der Nebennieren haben. Daher sollten wir uns bewusst sein, dass die Speicherung der Giftstoffe ein deutliches Zeichen dafür ist, dass der Körper nicht mehr in der Lage ist, dieser stetig wachsenden Belastung standzuhalten. Eine unausgewogene Ernährung, eine übermäßige Aufnahme von bedauernswerten Toxinen, chronischer Stress und eine Vielzahl anderer Faktoren können dazu beitragen, dass diese Blockade in der würdevollen Ausscheidung entsteht. Es ist von größter Bedeutung, die Ursachen dieser Toxin-Ansammlung zu ergründen und angemessene Maßnahmen zu ergreifen, um die kostbare Entgiftungsfunktion des Körpers auf unterstützende Weise zu pflegen.

Die Phase der Speicherung der Giftstoffe markiert zweifellos einen kritischen Wendepunkt in den sechs aufregenden Phasen der Krankheit. Sie ist ein eindringliches Signal dafür, dass der Körper jetzt dringend Unterstützung und gezielte Entgiftungsmaßnahmen benötigt, um diese belastenden Gifte zu eliminieren und die kostbare Gesundheit wiederherzustellen. In diesem Zusammenhang ist eine umfassende und ganzheitliche Herangehensweise von außerordentlicher Bedeutung. Diese beinhaltet nicht nur die Eindämmung der toxischen Last durch eine gesunde Ernährung, sondern auch die Integration ausreichender Bewegung, effektives Stressmanagement und den Einsatz natürlicher Entgiftungsmethoden.

4. Zellschädigung

In der vierten Phase, der Phase der Zellschädigung, nehmen die Auswirkungen der schädlichen Gifteinwirkung auf den Körper eine tiefgreifende Form an. Die hochgradig toxischen Substanzen dringen gnadenlos in die Körperzellen ein und setzen chronische Erkrankungen wie Neurodermitis, entzündliche Darmerkrankungen, Asthma, Rheuma sowie Nieren- und Leberstörungen in Gang. Der schleichende Einfluss dieser schädlichen Stoffe auf die feinsten zellulären Strukturen ruft eine Vielzahl von Symptomen und Beschwerden hervor, die den Alltag der Betroffenen in beträchtlichem Maße beeinträchtigen können.

Während dieser Phase können selbst die zähesten Helden der Anatomie, die Nebennieren, unter der anhaltenden Belastung des Körpers und den entzündlichen Prozessen ächzen. Die unaufhörliche Gifteinwirkung und die damit verbundenen chronischen Erkrankungen können die Nebennieren in die Knie zwingen. Infolgedessen kann ihre Fähigkeit, das sensible Gleichgewicht der Hormone aufrechtzuerhalten und den Körper in stressigen Momenten zu unterstützen, beeinträchtigt werden.

Die Auswirkungen der Zellschädigung und der damit verbundenen langwierigen Krankheiten sind vielfältig und vielschichtig. Neurodermitis lässt die Haut rebellieren und entfacht einen Juckreiz. Entzündliche Darmerkrankungen wiederum bringen den Verdauungstrakt aus dem Takt und sorgen für Unwohlsein. Das zehrende Asthma beansprucht die Atemwege und Rheuma lässt schmerzende Gelenke und Entzündungen hervortreten. Die Nieren und die Leber, welche als Lebensretter des Organismus dienen, werden in ihrer Funktion beeinträchtigt und legen somit den Grundstein für weitere Komplikationen.

Gerade in dieser Phase ist es von enormer Bedeutung, geeignete Maßnahmen zu ergreifen, um die Zellschädigung zu minimieren und die Entgiftungsfunktion des Körpers zu unterstützen. Eine ganzheitliche Herangehensweise, die sowohl die Behandlung der zugrunde liegenden chronischen Krankheiten als auch die Stärkung des Immunsystems und die Förderung eines gesunden Lebensstils umfasst, ist hierbei von unschätzbarem Wert.

Die Phase der Zellschädigung stellt einen kritischen Wendepunkt in den 6 Phasen der Krankheit dar, da sie eine tiefgreifende Manifestation der toxischen Belastung und ihrer Auswirkungen auf den Körper darstellt. Durch eine rechtzeitige Intervention und eine umfassende Behandlung besteht die Möglichkeit, den Fortschritt in fortgeschrittenere Stadien, wie die Degenerationsphase und die Zellentartung, zu verhindern. Seien Sie also achtsam und bewahren Sie die Schönheit Ihres Körpers, um ihn in dieser schwierigen Phase bestmöglich zu unterstützen.

5. Degenerationsphase

In der dritten Phase, der Degenerationsphase, erreicht die Schädigung der Zellen ein massives Ausmaß. Die Auswirkungen dieser Schädigung machen sich nun deutlich bemerkbar, da betroffene Organe teilweise oder sogar vollständig ihre Funktion verlieren. Beispiele für solche Folgeerkrankungen sind Leberzirrhose, Arthrose und Sklerose.

Auch während dieser Phase kann die Funktion der Nebennieren geschwächt sein, da der chronische Stress und das Fortschreiten der Krankheit den Hormonhaushalt und die normale Funktion der Nebennieren beeinflussen können. Die Schädigung der Zellen hat nun ein besorgniserregendes Ausmaß erreicht. Das Gewebe der betroffenen Organe ist stark geschädigt, was zu einer beeinträchtigten Funktionalität führt. Die Zellen können nicht mehr ordnungsgemäß arbeiten und ihre Aufgaben erfüllen. Dies führt zu einer Vielzahl von Symptomen und kann zu erheblichen Einschränkungen der Lebensqualität führen.

Die Degenerationsphase ist ein kritischer Punkt in den sechs Phasen der Krankheit. Die Auswirkungen der Zellschädigung und des Funktionsverlusts der Organe können stark spürbar sein und zu schweren Gesundheitsproblemen führen. Die Lebensqualität der betroffenen Person kann erheblich beeinträchtigt sein, da die Organe nicht mehr in der Lage sind, ihre normalen Funktionen auszuführen.

Während dieser Phase ist es wichtig, medizinische Unterstützung zu suchen und geeignete Behandlungen einzuleiten, um die Schädigung der Zellen zu begrenzen und die Funktion der betroffenen Organe zu erhalten oder wiederherzustellen. Eine umfassende Behandlung, die sowohl die körperlichen als auch die emotionalen Aspekte berücksichtigt, kann dazu beitragen, den Krankheitsverlauf zu verlangsamen und das Fortschreiten der Erkrankung zu verhindern.

Auch diese Phase kann individuell unterschiedlich sein und von Person zu Person variieren, so können einige Menschen eine schnellere Verschlechterung erfahren, während andere möglicherweise länger stabil bleiben. Daher ist es wichtig, auf die individuellen Bedürfnisse und den Verlauf der Krankheit zu achten und eine maßgeschneiderte Behandlung zu erhalten. Auch ist es in dieser Phase von größter Bedeutung, eine unterstützende Umgebung und ein starkes Netzwerk aus medizinischen Fachkräften, Familie und Freunden zu haben. Die emotionale Unterstützung und die Zusammenarbeit mit einem interdisziplinären Team können dazu beitragen, den Umgang mit den Herausforderungen der Degenerationsphase zu erleichtern und die bestmögliche Lebensqualität zu gewährleisten. Es ist die Phase der Anpassung und der Akzeptanz, hier kann es auch hilfreich sein, eine unterstützende Gemeinschaft von Menschen zu suchen, die ähnliche Erfahrungen machen, sei es in Selbsthilfegruppen oder Online-Foren. Der Austausch von Erfahrungen, Informationen und Bewältigungsstrategien kann dazu beitragen, das Gefühl der Isolation zu verringern und eine unterstützende Umgebung zu schaffen. Letztendlich ist es entscheidend, dass die betroffenen Personen ihre individuellen Bedürfnisse und Prioritäten berücksichtigen.

6. Zellentartung

Die sechste und letzte Phase, die Zellentartung, kennzeichnet den Höhepunkt der Krankheit. In diesem schweren Stadium verlieren die Zellen ihre normale Kontrolle und es besteht die Gefahr der Entstehung von Krebs.

Während der Zellentartung verändern sich die Zellen und beginnen, sich unkontrolliert zu teilen. Dieser unkontrollierte Zellwachstum kann zu der Bildung von Tumoren führen, die sich in verschiedenen Organen und Geweben im Körper entwickeln können. Die entarteten Zellen verlieren ihre spezialisierten Funktionen und tragen nicht mehr zum normalen Gewebeaufbau bei. Stattdessen können sie das umliegende gesunde Gewebe infiltrieren und beeinträchtigen.

Die Zellentartung ist der kritischste Punkt in den sechs Phasen der Krankheit. Sie markiert den Übergang von einem Zustand der Schädigung und Funktionsverluste zu einem Zustand der bösartigen Veränderungen auf zellulärer Ebene. Die Auswirkungen dieser Zellentartung können weitreichend sein und erhebliche Konsequenzen für den Körper haben.

Krebs ist eine der gefürchtetsten Erkrankungen, die aus der Zellentartung resultieren kann. Tumoren können sich sowohl in den betroffenen Organen als auch in anderen Teilen des Körpers ausbreiten. Dieser Prozess wird als Metastasierung bezeichnet und kann die Lebensfähigkeit und Funktion mehrerer Organe beeinträchtigen.

Exkurs: Das passiert bei der Metastasierung

Die Metastasierung ist ein dynamischer Prozess, bei dem sich Krebszellen von ihrem ursprünglichen Entstehungsort ablösen, in benachbartes Gewebe eindringen und sich anschließend über den Blutkreislauf oder das Lymphsystem in andere Teile des Körpers verbreiten. Dieser entscheidende Prozess ermöglicht eine fortschreitende Ausbreitung des Krebses und die Bildung von sekundären Tumoren, auch Metastasen genannt.

Während der Metastasierung durchlaufen Krebszellen aufregende Etappen. Zunächst lösen sich einzelne Krebszellen oder Zellklumpen vom primären Tumor ab. Sie überwinden geschickt Barrieren wie umliegendes Gewebe oder die Gefäßwand, um in das umgebende Gewebe einzudringen. Anschließend gelangen sie in den Blutkreislauf oder das Lymphsystem, wo sie mit dem energiegeladenen Blutstrom oder der fließenden Lymphflüssigkeit zu anderen Organen oder Geweben transportiert werden.

Nach ihrer Ankunft in entferntem Gewebe müssen die Krebszellen geschickt anhaften und in das umliegende Gewebe eindringen, um dort Metastasen zu bilden. Dieser anspruchsvolle Prozess erfordert komplexe Wechselwirkungen zwischen den Krebszellen und den Zellen des neuen Gewebes, die entweder die Metastasierung unterstützen oder ihr entgegenwirken können. Sobald die Krebszellen erfolgreich in neuem Gewebe Fuß fassen, können sie sich aktiv vermehren und wachsen, was zur Entstehung sekundärer Tumoren führt.

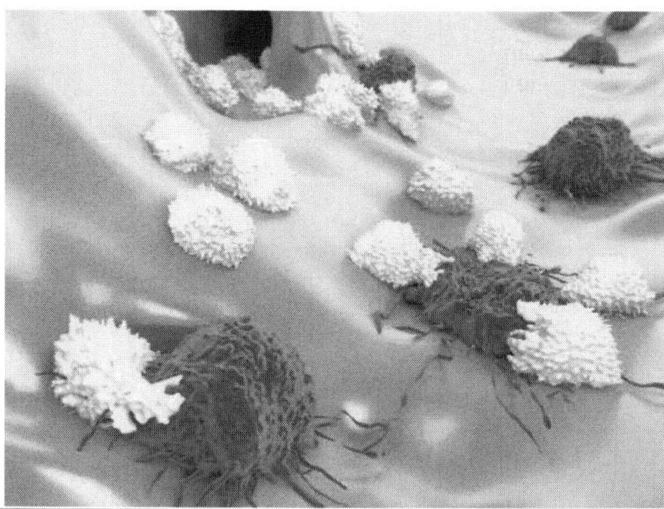

Die Zellentartung wird oft durch verschiedene Faktoren beeinflusst, darunter genetische Veranlagung, Umweltbelastungen, Lebensstilfaktoren und andere Krankheiten. Es ist wichtig, die Risikofaktoren zu identifizieren und geeignete Präventionsmaßnahmen zu ergreifen, um das Risiko einer Zellentartung zu verringern.

Die Behandlung in dieser Phase konzentriert sich in der Regel auf die Bekämpfung des Krebses und die Verlangsamung des Fortschreitens der Krankheit. Verschiedene Therapieansätze wie Chemotherapie, Strahlentherapie und chirurgische Eingriffe können eingesetzt werden, um den Tumor zu entfernen oder zu verkleinern und das Wachstum der entarteten Zellen zu kontrollieren.

Die Zellentartung ist also auch mit vielen Herausforderungen verbunden, nicht nur physisch, sondern auch emotional. Die Diagnose von Krebs und die Aussicht auf eine schwere Erkrankung können zu Ängsten, Stress und emotionaler Belastung führen. Betroffene müssen Unterstützung von medizinischen Fachkräften, psychologischen Diensten und unterstützenden Netzwerken erhalten, um ihnen bei der Bewältigung dieser Herausforderungen zu helfen.

In diesem letzten Stadium der Krankheit ist es entscheidend, eine umfassende Betreuung zu gewährleisten, die nicht nur auf die medizinischen Aspekte abzielt, sondern auch auf die Palliativversorgung, das Schmerzmanagement und eine psychosoziale Unterstützung. Ziel ist es, die bestmögliche Lebensqualität für die Betroffenen zu gewährleisten und ihnen dabei zu helfen, ihre verbleibende Zeit so gut wie möglich zu nutzen.

Die Zellentartung ist auch eine Zeit, in der die emotionale Unterstützung für die betroffenen Personen und ihre Angehörigen von großer Bedeutung ist. Es können Gefühle der Trauer, Angst und des Verlustes auftreten. Auch hier können die Behandlungsmöglichkeiten und Prognosen variieren, abhängig von Faktoren wie dem Stadium des Krebses, dem allgemeinen Gesundheitszustand und der individuellen Reaktion auf die Therapie. Durch eine umfassende Versorgung, offene Kommunikation und die Förderung der Lebensqualität können Betroffene inmitten der Herausforderungen der Zellentartung ein würdevolles und erfülltes Leben führen.

IST-Stand-Analyse: Der Lifestyle-Check

Der Lifestyle-Check ist ein entscheidender Schritt auf dem Weg zur Heilung Ihrer Nebennieren. Es ermöglicht Ihnen, Ihr Leben bewusst zu betrachten und Veränderungen vorzunehmen, die Ihnen helfen, Ihre Energie zu revitalisieren und ein ausgewogenes Gleichgewicht in Ihrem Alltag zu finden.

Nehmen Sie sich die Zeit, um die Fragen zu beantworten und die Anhaltspunkte zu berücksichtigen. Sie werden feststellen, dass selbst kleine Veränderungen eine große Wirkung auf Ihre Nebennierengesundheit haben können. Seien Sie also mutig, ehrlich zu sich selbst und nehmen Sie die Verantwortung für Ihre Gesundheit in die Hand. Die Reise zu einer starken und ausgeglichenen Nebennierengesundheit können Sie ganz einfach auch selbst in die Hand nehmen! Wie Ihnen das gelingt, erfahren Sie in den nachfolgenden Kapiteln.

Über-/Untergewicht

Über- und Untergewicht sind Zustände, bei denen das Körpergewicht einer Person über oder unter dem als gesund betrachteten Bereich liegt. Ein angemessenes Gewicht ist von entscheidender Bedeutung für die Gesundheit und das allgemeine Wohlbefinden einer Person.

Übergewicht tritt auf, wenn eine Person mehr Körpergewicht hat, als für ihre Körpergröße und ihren Körperbau empfohlen wird. Dies kann durch eine Kombination aus übermäßiger Kalorienaufnahme, mangelnder körperlicher Aktivität, genetischen Faktoren und anderen Lebensstilgewohnheiten verursacht werden. Übergewicht erhöht das Risiko für verschiedene gesundheitliche Probleme wie Herzerkrankungen, Typ-2-Diabetes, Gelenkprobleme und bestimmte Krebsarten.

Untergewicht hingegen tritt auf, wenn eine Person weniger Körpergewicht hat, als für ihre Körpergröße und ihren Körperbau empfohlen wird. Dies kann durch eine unzureichende Kalorienaufnahme, bestimmte Erkrankungen, Stoffwechselstörungen oder psychologische Faktoren verursacht werden. Untergewicht kann zu Mangelernährung, einem geschwächten Immunsystem, Osteoporose und anderen gesundheitlichen Problemen führen.

Tipp: Wie Sie herausfinden, ob Sie an Über- oder Untergewicht leiden:

Eine einfache Methode, um herauszufinden, ob Sie unter- oder übergewichtig sind, besteht darin, Ihren Body-Mass-Index (BMI) zu berechnen. Der BMI ist ein Maß für das Verhältnis zwischen Ihrem Körpergewicht und Ihrer Körpergröße und kann Ihnen eine grobe Einschätzung Ihres Gewichts geben.

Um Ihren BMI zu berechnen, verwenden Sie die folgende Formel:

$$BMI = Gewicht\ (in\ Kilogramm) / (Größe\ (in\ Metern))^2$$

Hier ein Rechenbeispiel:

Angenommen, Ihr Gewicht beträgt 70 Kilogramm und Ihre Größe ist 1,75 Meter.

$$\text{BMI} = 70\ \text{kg} / (1{,}75\ \text{m})^2 = 70\ \text{kg} / 3{,}06\ \text{m}^2 \approx 22{,}9$$

Nachdem Sie Ihren BMI berechnet haben, können Sie ihn anhand der folgenden Kategorien interpretieren:

- BMI unter 18,5: Untergewicht
- BMI 18,5 bis 24,9: Normalgewicht
- BMI 25,0 bis 29,9: Übergewicht
- BMI über 30,0: Adipositas (Fettleibigkeit)

Die Nebennierenschwäche hat einen starken Einfluss auf das Gewicht und kann dieses extrem stark verändern, sei es sowohl in die Richtung Übergewicht als auch in die Richtung Untergewicht. Dennoch gibt es zahlreiche Möglichkeiten, ein gesundes Körpergewicht zu finden und sich darauf einzupendeln, indem Sie beispielsweise auf eine ausgewogene und richtige Ernährung achten und regelmäßige Bewegung in den Alltag integrieren.

Bei einer Nebennierenschwäche mit Gewichtszunahme ist es wichtig, auf eine gesunde und nährstoffreiche Ernährung zu achten. Bei einer Nebennierenschwäche mit Gewichtsverlust ist es von Bedeutung, den Energieverbrauch zu steigern und gleichzeitig den Körper ausreichend mit Nährstoffen zu versorgen. Regelmäßige Bewegung, wie zum Beispiel Krafttraining und aerobe Übungen, kann helfen, den Stoffwechsel anzukurbeln und den Muskelaufbau zu unterstützen. Zudem sollte auch hier auf eine ausgewogene Ernährung geachtet werden, um den Körper mit allen notwendigen Nährstoffen zu versorgen.

Fallbeispiel:

Maria, 30 Jahre alt, leidet seit einiger Zeit unter Symptomen einer Nebennierenschwäche. Sie hat in den letzten Monaten an Gewicht zugenommen und fühlt sich oft müde und energielos. Sie beschließt, ihre Ernährung und ihren Lebensstil anzupassen, um ihre Gesundheit zu verbessern.

Da Anna eine Nebennierenschwäche mit Gewichtszunahme hat, fokussiert sie sich auf eine gesunde und nährstoffreiche Ernährung. Sie erhöht den Anteil an frischem Obst und Gemüse in ihrer täglichen Mahlzeit und reduziert den Konsum von verarbeiteten Lebensmitteln und zuckerhaltigen Snacks. Sie achtet darauf, ausreichend Protein, gesunde Fette und Ballaststoffe in ihre Mahlzeiten einzubauen, um ihre Energieversorgung zu verbessern.

Zusätzlich zur Ernährung beschließt Maria, regelmäßige Bewegung in ihren Alltag zu integrieren. Sie beginnt mit einem Mix aus Krafttraining und aeroben Übungen wie Joggen oder Tanzen. Dies hilft ihr, ihren Stoffwechsel anzukurbeln und den Muskelaufbau zu unterstützen, was wiederum zu einer erhöhten Fettverbrennung beiträgt.

Um sicherzustellen, dass ihr Körper ausreichend mit Nährstoffen versorgt ist, nimmt Maria auch Nahrungsergänzungsmittel in Absprache mit ihrem Arzt ein. Sie achtet darauf, genügend Vitamin C, Vitamin B5 und Magnesium einzunehmen, da diese Nährstoffe bei der Unterstützung der Nebennierenfunktion eine wichtige Rolle spielen.

Maria beobachtet im Laufe der Zeit positive Veränderungen. Durch ihre gesunde Ernährung und regelmäßige Bewegung schafft sie es, ihr Gewicht zu stabilisieren und ihre Energielevels zu verbessern. Sie fühlt sich vitaler und kann den Herausforderungen des Alltags besser begegnen.

Schließlich sollten Sie sich selbst nicht unter Druck setzen und Geduld haben. Gewichtsmanagement bei einer Nebennierenschwäche kann eine Herausforderung sein und Zeit benötigen. Es ist wichtig, auf den eigenen Körper zu hören, die kleinen Erfolge anzuerkennen und kontinuierlich an einem gesunden Lebensstil festzuhalten.

Zusammenfassend ist zu sagen, dass, wenn Sie eine gute Routine in den Alltag integrieren, es einfach ist, ein gesundes Körpergewicht bei einer Nebennierenschwäche zu erreichen und zu halten, indem Sie einen ganzheitlichen Ansatz verfolgen, der Ernährung, Bewegung, Stressmanagement und regelmäßige ärztliche Betreuung umfasst.

Durch die schon mehrmals erwähnte Individualität des Menschen kann es einige Zeit dauern, bis das ideale Gleichgewicht gefunden wird. Mit Geduld sowie Beharrlichkeit können Menschen mit Nebennierenschwäche jedoch ihr Gewicht erfolgreich managen und ihre Gesundheit verbessern.

Auf einen Blick – So sorgen Sie für eine angemessene Gewichtsregulation

- Eine ausgewogene und nährstoffreiche Ernährung anstreben

- Regelmäßige körperliche Aktivität und Bewegung in den Alltag integrieren

- Den Energieverbrauch steigern, z. B. durch Krafttraining und aerobe Übungen

- Den Muskelanteil erhöhen, um den Stoffwechsel anzukurbeln

- Auf eine angemessene Flüssigkeitszufuhr achten

- Den Konsum von verarbeiteten Lebensmitteln und zuckerhaltigen Snacks reduzieren

- Die Portionsgrößen kontrollieren und auf ein gesundes Maß achten

- Den Stresspegel reduzieren und ausreichend Ruhe und Erholung gönnen

- Schlafqualität und ausreichenden Schlaf gewährleisten

- Bei Bedarf Nahrungsergänzungsmittel in Absprache mit einem Fachmann einnehmen

- Regelmäßige Kontrollen und Anpassungen des Lebensstils vornehmen, um langfristige Gewichtsregulation zu unterstützen

Selbstreflexion zur Wahrnehmung der Gewichtsregulierung des Körpers

Die folgende Selbstreflexion hilft Ihnen dabei, die Gewichtsregulierung im Körper korrekt wahrzunehmen.

- Achten Sie darauf, eine ausgewogene und nährstoffreiche Ernährung zu sich zu nehmen?
- Integrieren Sie regelmäßige Bewegung in Ihren Alltag?
- Konsultieren Sie regelmäßig Ihren Arzt, um den Hormonhaushalt und die Nebennierenfunktion zu überwachen?
- Nehmen Sie sich Zeit für Stressmanagement und Entspannungstechniken?
- Sind Sie geduldig und nehmen kleine Fortschritte in Ihrem Gewichtsmanagement wahr?

Sportverhalten

Zur Erinnerung: Bei Nebennierenschwächen ist das richtige Sportverhalten von entscheidender Bedeutung, um die Gesundheit zu unterstützen und die Symptome zu lindern. Es gilt, eine Balance zu finden, um weder auf Bewegung zu verzichten noch sich in exzessiven Sportaktivitäten zu verlieren. Denn einerseits kann das Fehlen von körperlicher Aktivität zu Muskelabbau, Gewichtszunahme und einem generellen Rückgang der körperlichen Fitness führen. Andererseits kann exzessives Sportverhalten den Körper zusätzlich belasten und negative Auswirkungen haben, insbesondere auf den Hormonhaushalt und die Energieproduktion.

Stattdessen ist es ratsam, auf regelmäßige, sanfte Bewegung zu setzen. Aktivitäten, die den Körper schonend beanspruchen und moderate körperliche Betätigung ermöglichen, sind hierbei der Schlüssel. Dabei ist es wichtig, auf die Signale des eigenen Körpers zu achten und die Intensität entsprechend anzupassen.

Das Sportverhalten spielt also eine bedeutende Rolle für die körperliche Fitness, Gesundheit und allgemeines Wohlbefinden. Regelmäßige körperliche Aktivität hat zahlreiche positive Auswirkungen auf den Körper und Geist. Sie trägt zur Verbesserung der körperlichen Fitness bei, indem sie Ausdauer, Kraft, Flexibilität und Koordination fördert. Es stärkt Muskeln und Knochen, verbessert die Herz-Kreislauf-Gesundheit und steigert die körperliche Leistungsfähigkeit. Darüber hinaus hilft Sport bei der Gewichtskontrolle, da er Kalorien verbrennt und den Stoffwechsel anregt.

Ein regelmäßiges Sportverhalten bietet zudem die Möglichkeit, neue soziale Kontakte zu knüpfen und Teil einer Gemeinschaft von Gleichgesinnten zu sein. Mannschaftssportarten oder Gruppenaktivitäten ermöglichen es, gemeinsam Spaß zu haben, sich gegenseitig zu motivieren und den Teamgeist zu stärken.

Tipp:

Es gibt eine Vielzahl von Möglichkeiten, von Ausdauersportarten wie Laufen, Schwimmen oder Radfahren über Krafttraining im Fitnessstudio bis hin zu flexibilitätsfördernden Aktivitäten wie Yoga oder Pilates. Es ist empfehlenswert, eine Kombination aus aeroben Übungen, Kräftigungsübungen und Flexibilitätstraining in den Trainingsplan aufzunehmen, um alle Aspekte der Fitness abzudecken.

Beim Sportverhalten ist es weiterhin wichtig, schrittweise vorzugehen und sich langsam zu steigern. Eine angemessene Aufwärmphase vor dem Training, das Tragen von geeigneter Ausrüstung und die Vermeidung von Überlastung und Verletzungen sind das A und O. Gleichzeitig sollten auch Pausentage und Ruhephasen eingeplant werden, um dem Körper ausreichend Erholung zu ermöglichen.

Fallbeispiel:

Lisa hat gelernt, wie wichtig es ist, auf ihren Körper zu hören und ihm die richtige Balance aus Bewegung und Ruhe zu geben. Bei ihrer eigenen Nebennierenschwäche hat sie erfahren, dass regelmäßige, sanfte Bewegung ihr guttut und ihre Symptome verbessert. Sie hat sich für Aktivitäten entschieden, die ihr Freude bereiten und ihrem Körper nicht zu viel abverlangen. Durch diese bewusste Entscheidung konnte Lisa ihre körperliche Fitness steigern und sich insgesamt besser fühlen.

Jeder Mensch ist einzigartig und es ist wichtig, dass wir den eigenen Weg finden, um mit der Nebennierenschwäche umzugehen. Das Sportverhalten ist dabei ein wichtiger Baustein, der uns dabei unterstützt, die Gesundheit zu fördern und die Symptome zu lindern. Mit einer positiven Einstellung und der richtigen Balance soll die Fitness gesteigert werden und es kann ein erfülltes Leben trotz Nebennierenschwäche geführt und bestenfalls sogar verbessert werden.

Auf einen Blick: Dos and Don'ts hinsichtlich des Sportverhaltens

Dos	Don'ts
Wählen Sie eine Aktivität, die Ihnen Spaß macht	Überanstrengen Sie sich
Beginnen Sie langsam und steigern Sie allmählich	Vernachlässigen Sie die Aufwärm- und Abkühlphase
Hören Sie auf Ihren Körper und nehmen Sie Pausen	Ignorieren Sie Warnsignale wie Atemnot oder Schwindel
Verfolgen Sie Ihre Fortschritte und setzen Sie Ziele	Vergleichen Sie sich ständig mit anderen

Selbstreflexion zur Analyse des Sportverhaltens

Die folgende Selbstreflexion ermöglicht Ihnen, Ihr Sportverhalten zu überdenken und bewusst Entscheidungen zu treffen, um eine ausgewogene Balance zwischen Bewegung und Ruhephasen zu finden.

- Achten Sie darauf, eine Balance zwischen Bewegung und Ruhephasen zu finden?
- Nehmen Sie regelmäßig an sanften Bewegungsaktivitäten teil?
- Vermeiden Sie exzessives Sportverhalten, das den Körper belasten könnte?
- Passen Sie die Intensität Ihres Trainings an die Signale Ihres Körpers an?
- Berücksichtigen Sie Ihre individuellen Vorlieben und Fähigkeiten bei der Auswahl Ihrer sportlichen Aktivitäten?

Schlafverhalten

Zur Erinnerung: Damit wir uns körperlich und psychisch wohlfühlen und gesund bleiben, ist es von hoher Relevanz, dass wir ein gesundes Schlafverhalten pflegen. Hierbei spielen viele Aspekte eine wichtige Rolle, um einen bestmöglichen und erholsamen Schlaf zu gewährleisten. Ein ausreichender und qualitativ hochwertiger Schlaf ist außerdem sehr essenziell, um Körper und Geist zu regenerieren und optimal zu funktionieren.

Empfehlung:

Der beste Zeitpunkt, um zu schlafen, liegt vor 23 Uhr. Studien haben gezeigt, dass der Körper in den Stunden vor Mitternacht den besten und erholsamsten Schlaf erlebt. In dieser Zeit findet eine tiefere Erholung statt und der Körper kann sich besser regenerieren. Daher wird empfohlen, dass vor allem Erkrankte vor 23 Uhr ins Bett gehen, um den natürlichen Schlafzyklus optimal zu nutzen.

Natürlich sollte weiterhin auch die Schlafdauer beachtet werden, die je nach Typ variieren kann. Die meisten Menschen benötigen zwischen 6 und 8 Stunden Schlaf pro Nacht, um ausreichend zu regenerieren. Dennoch sollten Sie auch hier beachten, dass jeder Mensch individuelle Bedürfnisse hat und die optimale Schlafdauer von Person zu Person unterschiedlich sein kann. Hierbei sollten Sie vor allem auf die Signale des eigenen Körpers hören und genügend Schlaf für sich in Anspruch nehmen, damit eine optimale Gesundheit gewährleistet werden kann. Die Zellregeneration findet ebenfalls im Schlaf statt, während Sie schlafen, haben die Zellen die Möglichkeit, sich zu regenerieren und zu reparieren. Dies ist besonders wichtig für die Nebennieren, damit die

Produktion von Cortisol optimal funktionieren kann. Diese Regeneration ist nicht wegzudenken und darf bei einer Nebennierenschwäche nicht ausgelassen werden, da sie es den Nebennieren ermöglicht, ihre Funktion wiederherzustellen.

Um ein gesundes Schlafverhalten zu fördern, können verschiedene Maßnahmen ergriffen werden. Es ist wichtig, eine regelmäßige Schlafenszeit zu etablieren und eine entspannende Routine vor dem Schlafengehen einzuführen. Dazu gehören Aktivitäten wie ein warmes Bad nehmen, ein Buch lesen oder Entspannungstechniken.

Tipp:

Auch das Schlafzimmer sollte zu einem angenehmen und ruhigen Ort gestaltet werden, der frei von störendem Lärm und hellem Licht ist. Dieser Raum sollte auch gut belüftet sein und eine komfortable Matratze sowie ein bequemes Kissen haben, denn diese fördern ebenfalls einen guten Schlafrhythmus. Es sollten auch elektronische Geräte wie Mobiltelefone oder Fernseher im Schlafzimmer vermieden werden, da sie das Einschlafen erschweren können.

Sie sollten auch darauf achten, jeden Tag zur gleichen Zeit ins Bett zu gehen und aufzustehen, um einen stabilen Schlafrhythmus zu entwickeln. Dies hilft, die innere Uhr des Körpers zu regulieren und den Schlaf-Wach-Zyklus zu optimieren. Vor allem sollten potenziell negativ beeinflussende Faktoren wie Stress oder Ängste, die zu Schlafstörungen führen, schnellstmöglich reduziert werden.

Wenn Probleme mit dem Schlafverhalten über einen längeren Zeitraum bestehen bleiben oder diese sich verschlimmern, sollten Sie hier baldigst der Ursache auf den Grund gehen, damit Sie zu einer guten Schlafroutine zurückkehren, die psychische Gesundheit nicht noch weiter geschädigt wird und das Immunsystem auch wieder intakt gebracht werden kann.

Tipps für Ihr Schlafverhalten:

- Etablieren Sie eine regelmäßige Schlafenszeit und Aufwachzeit, auch an Wochenenden.

- Vermeiden Sie vor dem Schlafengehen stimulierende Aktivitäten wie intensive körperliche Anstrengung, Bildschirmzeit oder aufregende Unterhaltung.

- Entwickeln Sie eine entspannende Routine vor dem Zubettgehen, wie zum Beispiel Lesen, Meditieren oder ein warmes Bad.

- Vermeiden Sie schwere Mahlzeiten und den Konsum von Koffein oder Alkohol vor dem Schlafengehen.

- Sorgen Sie für ein dunkles, ruhiges und gut belüftetes Schlafzimmer sowie für eine bequeme Matratze, passende Kissen und eine geeignete Raumtemperatur.

- Nutzen Sie Entspannungstechniken wie Atemübungen oder sanfte Dehnübungen, um zur Ruhe zu kommen.

Selbstreflexion zur Analyse des eigenen Schlafverhaltens

Die folgende Selbstreflexion ermöglicht Ihnen, Ihr Schlafverhalten kritisch zu betrachten und herauszufinden, ob Sie optimale Bedingungen für eine erholsame Nachtruhe schaffen.

- Gehe ich in der Regel vor 23 Uhr ins Bett, um den natürlichen Schlafzyklus optimal zu nutzen?
- Beachte ich meine individuellen Schlafbedürfnisse und erhalte ich ausreichend Schlaf, um mich ausgeruht und energiegeladen zu fühlen?
- Habe ich eine entspannende Routine vor dem Schlafengehen, um meinen Körper und Geist auf den Schlaf vorzubereiten?
- Ist mein Schlafzimmer ein angenehmer und ruhiger Ort, der frei von störendem Lärm und hellem Licht ist?
- Halte ich einen stabilen Schlafrhythmus ein, indem ich jeden Tag zur gleichen Zeit ins Bett gehe und aufstehe?

Koffein

Koffein ist eine natürliche Substanz, die in vielen Getränken und Lebensmitteln vorkommt und eine stimulierende Wirkung auf das zentrale Nervensystem hat. Es ist bekannt für seine aufputschende Wirkung und wird von vielen Menschen konsumiert, um die Wachsamkeit, Konzentration und Energie zu steigern. Die Wirkung von Koffein tritt innerhalb von 15 bis 45 Minuten nach der Einnahme auf und kann mehrere Stunden anhalten. Zu den möglichen Auswirkungen von übermäßigem Koffeinkonsum gehören Schlafstörungen, Nervosität, erhöhter Herzschlag, Magenprobleme, Reizbarkeit und Angstzustände.

Auch die Auswirkungen von Koffein auf den Körper können während einer Nebennierenschwäche besonders spürbar sein. In solch einer Phase ist es von entscheidender Bedeutung, den Koffeinkonsum zu überprüfen und möglicherweise anzupassen, um die Genesung zu unterstützen.

Stellen Sie sich vor, Sie stehen am Morgen auf und sehnen sich nach einem belebenden Kaffee, der Ihnen den dringend benötigten Energieschub verleiht. Doch bei einer Nebennierenschwäche kann Koffein zu einer zusätzlichen Belastung für den Körper werden. Die Nebennieren, die bereits geschwächt sind, müssen mit der Stimulation und dem erhöhten Stresslevel, den Koffein mit sich bringt, umgehen.

Tipp:

In der akuten Phase der Nebennierenschwäche ist es ratsam, auf koffeinhaltige Getränke wie Kaffee, Tee, Energydrinks und sogar Schokolade zu verzichten. Die übermäßige Stimulation durch Koffein kann die Nebennieren weiter belasten und den Heilungsprozess verzögern. Es mag schwierig sein, sich von der geliebten Tasse Kaffee zu trennen, aber Sie sollten hier immer bedenken, dass es sich um eine vorübergehende Maßnahme handelt, um dem Körper die bestmögliche Chance zur Regeneration zu geben.

Es gibt stattdessen viele alternative Getränke, die Sie in Betracht ziehen können und die Ihnen Energie liefern, ohne die Nebennieren zu überlasten. Kräutertees wie Pfefferminztee oder Ingwertee können erfrischend und belebend sein, ohne den Körper zusätzlich zu belasten. Ein Glas warmes Wasser mit Zitronensaft am Morgen kann ebenfalls eine erfrischende Wirkung haben und den Körper auf natürliche Weise revitalisieren. Natürliche Energie-Booster wie Maca-Pulver oder grüner Tee können ebenfalls dabei helfen, den Energiepegel auf natürliche Weise zu steigern, ohne die Nebennieren zu überlasten.

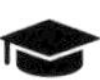

Empfehlung:

Während es in der akuten Phase ratsam ist, auf koffeinhaltige Getränke zu verzichten, sollten Sie dennoch nicht in das andere Extrem verfallen. Eine gesunde Mitte zu finden bedeutet, die Bedürfnisse des Körpers genau zu beobachten und kennenzulernen. Wenn Sie sich gut fühlen und keine negativen Auswirkungen spüren, kann eine moderate Menge an Koffein in Form von Tee oder einer gelegentlichen Tasse Kaffee vielleicht akzeptabel sein.

Es geht auch nicht nur um einen kompletten Verzicht auf Koffein, sondern es geht eher darum, den Körper ganzheitlich zu unterstützen. Der Schlüssel liegt darin, auf die Signale Ihres Körpers zu hören und mit Bedacht zu handeln. Jeder Mensch ist einzigartig und reagiert unterschiedlich auf Koffein. Während einige Menschen möglicherweise empfindlicher und auf eine völlige Vermeidung angewiesen sind, können andere in der Lage sein, kleine Mengen zu tolerieren, ohne dass dies ihre Genesung beeinträchtigt.

Selbstreflexion zur Analyse des Koffeinkonsumverhaltens

Die folgende Selbstreflexion ermöglicht es Ihnen, Ihr Koffeinkonsumverhalten zu überprüfen und herauszufinden, ob Sie möglicherweise Anpassungen vornehmen sollten, um Ihre Nebennierenschwäche zu unterstützen.

- Achten Sie auf Ihren Koffeinkonsum und überprüfen Sie ihn regelmäßig, um möglicherweise Anpassungen vorzunehmen?
- Vermeiden Sie koffeinhaltige Getränke während einer akuten Phase der Nebennierenschwäche?
- Probieren Sie alternative Getränke aus, die Ihnen Energie liefern, ohne die Nebennieren zu überlasten?
- Suchen Sie nach einem gesunden Gleichgewicht zwischen einem kompletten Verzicht auf Koffein und moderatem Konsum?
- Hören Sie auf die Signale Ihres Körpers und passen Sie Ihren Koffeinkonsum entsprechend an?

MEDIKAMENTE

Medikamente werden entwickelt, um Symptome zu lindern, Krankheiten zu heilen oder zu kontrollieren und die allgemeine Gesundheit zu verbessern, sie können in Deutschland sowohl rezeptfrei als auch auf ärztliche Verschreibung erworben werden.

In der Behandlung einer Nebennierenschwäche spielen Medikamente eine wichtige Rolle. Sie können dazu beitragen, die Symptome zu lindern und den Körper bei der Regeneration zu unterstützen. Dennoch ist es entscheidend, die Auswirkungen von Medikamenten auf die Nebennieren und den Gesamtzustand des Körpers sorgfältig zu berücksichtigen. Sie können aber auch dabei helfen, die Funktion der Nebennieren zu verbessern und den Hormonhaushalt auszugleichen. Weiterhin können sie die Produktion von Stresshormonen regulieren und die Energielevels erhöhen. Einige Medikamente werden speziell für die Behandlung von Nebennierenschwäche entwickelt und können somit den Heilungsprozess unterstützen.

Dennoch gibt es bestimmte Medikamente, die möglicherweise auch negative Auswirkungen auf die Nieren und Nebennieren haben können, da sie die Nierenfunktion beeinträchtigen und zu einer zusätzlichen Belastung führen. Jeder Fall von Nebennierenschwäche ist einzigartig und die medizinische Betreuung sollte individuell angepasst werden.

Medikamente müssen auch nicht für jede betroffene Person notwendig sein, so können in einigen Fällen alternative Therapien und natürliche Heilmittel eine gute Option sein. Einige Betroffene haben eventuell die Möglichkeit, ihre Medikamente nach und nach zu reduzieren oder sogar ganz abzusetzen, wenn sie alternative Behandlungsmethoden erfolgreich anwenden. Dies sollte jedoch immer unter ärztlicher Aufsicht erfolgen, um sicherzustellen, dass der Körper richtig unterstützt und die Gesundheit nicht gefährdet wird.

Ein ganzheitlicher Ansatz zur Behandlung einer Nebennierenschwäche kann eine Kombination aus Medikamenten, natürlichen Heilmitteln und Lifestyle-Änderungen umfassen. Es geht darum, die richtige Balance zu finden und die individuellen Bedürfnisse des Körpers zu berücksichtigen. Die Behandlung einer Nebennierenschwäche ist ein Prozess und erfordert Geduld. Sie sollten sich umfassend informieren, die Optionen abwägen und eine fundierte Entscheidung treffen, die auf Ihre spezifischen Umstände zugeschnitten ist.

Auch wenn Medikamente oft eine wichtige Rolle spielen, sollten Sie auch offen sein für alternative Ansätze, die möglicherweise eine geringere Belastung für den Körper darstellen. Natürliche Ergänzungsmittel sowie pflanzliche Präparate können zur Unterstützung der Nebennieren beitragen und die Notwendigkeit oder auch die Abhängigkeit bestimmter Medikamente verringern. Zu pflanzlichen Präparaten erfahren Sie im weiteren Verlauf des Ratgebers mehr. Betroffene sollten daher einfach geduldig und liebevoll mit sich selbst sein, während sie auf dem Weg zur Genesung voranschreiten. Bei einer Nebennierenschwäche können Medikamente wie Hydrocortison, Fludrocortison oder Beta-Blocker eingenommen werden.

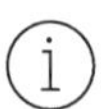

Definition: Hydrocortison

Hydrocortison ist ein synthetisches Glukokortikoid, das die Funktion von Nebennierenhormonen nachahmt. Es wird häufig verschrieben, um den Cortisolspiegel im Körper auszugleichen. Hydrocortison hilft, Entzündungen zu reduzieren, den Stoffwechsel zu regulieren und das Energieniveau zu verbessern.

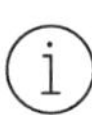

Definition: Fludrocortison

Fludrocortison ist ein synthetisches Mineralokortikoid, das zur Regulierung des Mineralhaushalts eingesetzt wird. Es hilft, den Natrium- und Kaliumspiegel im Körper auszugleichen und den Blutdruck zu regulieren. Es hilft auch dabei, den Elektrolytspiegel zu stabilisieren.

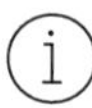

Definition: Beta-Blocker

Beta-Blocker können verschrieben werden, um die Wirkung von Stresshormonen wie Adrenalin zu reduzieren. Es hat eine beruhigende Wirkung und senkt die Herzfrequenz und den Blutdruck. Dies hilft bei der Behandlung von Symptomen wie Tachykardie und Angstzuständen im Zusammenhang mit einer Nebennierenschwäche.

Übersicht der Medikamente:

Medikament	Funktion
Hydrocortison	• ahmen Funktion von Nebennierenhormon nach • Ausgleich des Cortisolspiegels • Reduzierung von Entzündungen • Regulation des Stoffwechsels • Verbesserung des Energieniveaus
Fludrocortison	• Regulation des Mineralhaushaltes • Ausgleich des Natrium- und Kaliumspiegels im Körper • Regulierung des Blutdrucks • Stabilisierung des Elektrolytspiegels
Beta-Blocker	• Reduzierung der Wirkung von Stresshormonen wie Adrenalin • beruhigende Wirkung • Senkung der Herzfrequenz • Senkung des Blutdrucks • Behandlung von Tachykardie und Angstzuständen

Tipps:

- Besprechen Sie regelmäßig mit Ihrem Arzt die Auswirkungen der eingenommenen Medikamente auf Ihre Nebennieren und den Gesamtzustand Ihres Körpers. Ihr Arzt kann Ihnen dabei helfen, die richtige Dosierung und das richtige Medikament für Ihre spezifische Situation zu finden.

- Informieren Sie sich über alternative Therapien und natürliche Heilmittel, die möglicherweise eine gute Option zur Ergänzung oder Reduzierung von Medikamenten sind. Erfahren Sie mehr über pflanzliche Präparate oder andere unterstützende Maßnahmen, die Ihre Nebennierenfunktion verbessern können.

- Achten Sie genau auf Ihre Symptome und Nebenwirkungen im Zusammenhang mit den eingenommenen Medikamenten. Führen Sie ein Tagebuch, um mögliche Veränderungen oder Probleme festzuhalten. Wenn Sie negative Auswirkungen bemerken, besprechen Sie diese umgehend mit Ihrem Arzt, um gegebenenfalls Anpassungen vorzunehmen.

Selbstreflexion zur Analyse des Medikamentenverhaltens

Die folgende Selbstreflexion ermöglicht es Ihnen, Ihr Medikamentenverhalten im Zusammenhang mit einer Nebennierenschwäche zu überprüfen und herauszufinden, ob möglicherweise Anpassungen vorgenommen werden sollten, um Ihre Genesung zu unterstützen.

- Beachten Sie die Rolle von Medikamenten bei der Behandlung einer Nebennierenschwäche und deren Beitrag zur Linderung von Symptomen und Unterstützung der Regeneration?
- Berücksichtigen Sie sorgfältig die Auswirkungen von Medikamenten auf die Nebennieren und den Gesamtzustand des Körpers?
- Sind Sie sich bewusst, dass bestimmte Medikamente möglicherweise auch negative Auswirkungen auf die Nieren und Nebennieren haben können?
- Sind Sie offen für alternative Therapien und natürliche Heilmittel als mögliche Optionen zur Ergänzung oder Reduzierung von Medikamenten?
- Beachten Sie die Bedeutung eines ganzheitlichen Ansatzes, der eine Kombination aus Medikamenten, natürlichen Heilmitteln und Lifestyle-Änderungen umfasst?

ESSVERHALTEN

Die Frage, wie und mit welchen Lebensmitteln wir uns bei einer Nebennierenschwäche ernähren, ist ein äußerst wichtiges Unterfangen auf dem Weg zu einer guten Gesundheit und zu Wohlbefinden. Die Ernährung kann einen maßgeblichen Einfluss darauf haben, ob wir uns gesund oder krank fühlen.

Der Körper ist ein bemerkenswertes System und die Art und Weise, wie wir ihn mit Nahrung versorgen, kann einen enormen Einfluss auf die Gesundheit haben. Eine gesunde Ernährung kann die Nebennieren unterstützen und dabei helfen, das hormonelle Gleichgewicht wiederherzustellen. Auf der anderen Seite kann eine unausgewogene Ernährung mit vielen verarbeiteten Lebensmitteln, Zucker und schlechten Fetten die Nebennieren weiter schwächen und zu einer Verschlechterung der Symptome führen.

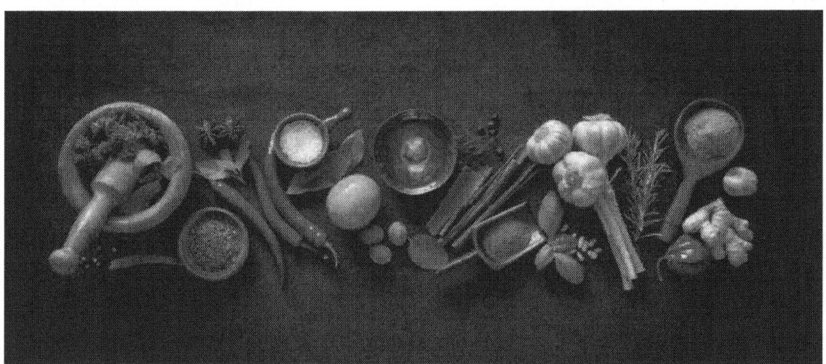

Um zu verstehen, ob uns die Ernährung gesund oder krank macht, ist es wichtig, das eigene Essverhalten ehrlich zu bewerten. Schauen wir uns an, welche Art von Lebensmitteln wir regelmäßig konsumieren. Sind es frische, natürliche Lebensmittel, reich an Nährstoffen und Antioxidantien? Oder greifen wir oft zu verarbeiteten Lebensmitteln, Fast Food und zuckerhaltigen Snacks? Eine ehrliche Bewertung kann uns helfen, die Gewohnheiten zu erkennen und Veränderungen vorzunehmen.

Der Ernährungskompass, ein Kapitel, welches auch in diesem Buch seinen Platz hat, erklärt genau, worauf Sie konkret achten müssen und welche Lebensmittel Sie am besten zu sich nehmen.

Zur Erinnerung: Die Grundlage einer gesunden Ernährung bei Nebennierenschwäche besteht aus frischem Obst und Gemüse, Vollkornprodukten, magerem Protein und gesunden Fetten. Diese Lebensmittel liefern uns wichtige Nährstoffe wie Vitamine, Mineralien und Antioxidantien, die zur Unterstützung der Nebennieren beitragen und die Zellregeneration fördern.

Neben der richtigen Auswahl von Lebensmitteln spielt auch die Art der

Nahrungsaufnahme eine Rolle. Hier sollten Sie darauf achten, dass Sie langsam und bewusst das Essen aufnehmen. Im Anschluss sollten Sie das Essen gut und lange kauen und immer auf die Signale Ihres Körpers hören. Eine ausgewogene Ernährung geht Hand in Hand mit einem gesunden Essverhalten. Hier kann es auch sinnvoll sein, ein Ernährungstagebuch zu führen und festzuhalten, wie sich bestimmte Lebensmittel auf das Wohlbefinden auswirken.

Beispiel für ein Ernährungstagebuch:

Datum	Mahlzeit	Lebensmittel	Menge	Körperreaktionen/Bemerkungen
01.01.2023	Frühstück	Haferflocken, Beeren, Mandelmilch	1 Port.	Energiegeladen, langanhaltend satt
	Mittagessen	Hühnchen, Quinoa, Gemüse	1 Port.	Keine Verdauungsbeschwerden
	Nachmittagssnack	Karottensticks, Humus	1 Port.	Leichtes Völlegefühl nach dem Essen
	Abendessen	Lachs, Süßkartoffeln, Brokkoli	1 Port.	Tiefschlafqualität verbessert
	Snack vor dem Schlafen	Mandeln, Apfel	1 Port.	Keine unruhige Nacht

Durch das lange Kauen von Essen wird das Sättigungsgefühl besser wahrgenommen und das Risiko von übermäßigem Essen verringert. Um ein schnelleres Sättigungsgefühl zu bekommen, sollten Sie auch auf die Portionsgröße achten, sie ist wichtig, um das Gleichgewicht der Nährstoffe zu halten und eine übermäßige Kalorienaufnahme zu vermeiden. Hierbei gilt vor allem, die empfohlenen Portionsgrößen zu beachten, um ein angemessenes Maß an Nahrung zu konsumieren.

Empfehlung für Portionsgrößen:

- Eine Portion mageres Protein (wie Hühnchen, Fisch oder Tofu) entspricht etwa der Größe Ihrer Handfläche oder einer Spielkarte.

- Eine Portion Gemüse (roh oder gekocht) entspricht etwa der Größe einer Faust oder einer Tasse.

- Eine Portion Kohlenhydrate (wie Vollkornprodukte oder stärkehaltiges Gemüse) entspricht etwa der Größe einer geschlossenen Hand.

- Eine Portion gesunde Fette (wie Avocado oder Nüsse) entspricht etwa einem Esslöffel oder einer Daumenkuppe.

Die Wahl der richtigen Ernährungsweise sollte auf den persönlichen Vorlieben, gesundheitlichen Bedürfnissen und dem Lebensstil basieren. Die persönlichen Vorlieben beim Essverhalten sind ebenso wichtig wie eine gesunde Ernährung. Mit verschiedenen Tricks können Sie auch die Lieblingszutaten in die Mahlzeiten einbringen, damit Sie nicht verzichten müssen. Hierzu eine kleine Übersicht:

Tipp: Bevorzugte Lebensmittel

Eine Nebennierenschwäche erfordert eine bedachte Auswahl an Lebensmitteln, die den Körper unterstützen und die Nebennierenfunktion fördern. Hier sind einige köstliche Schätze, die sich als bevorzugte Begleiter bei einer Nebennierenschwäche erweisen:

- **ballaststoffreiche Leckereien**: Frisches Obst, knackiges Gemüse, köstliche Vollkornprodukte, herzhafte Hülsenfrüchte und knusprige Nüsse. Sie alle verzaubern mit einer Fülle an Ballaststoffen, die den Blutzuckerspiegel auf wunderbare Weise stabil halten und eine nachhaltige Energieversorgung bieten.

- **gesunde Fette**: Avocados, die in ihrer cremigen Pracht erstrahlen, Olivenöl mit seinem goldenen Glanz, das duftende Kokosöl sowie die köstlichen Nüsse und Samen. Diese Edelsteine sind unentbehrlich für die Hormonproduktion und sie entfachen eine entzückende Entzündungsreaktion im Körper.

- **Eiweiß**: Mageres Fleisch und zarter Fisch, Eier, Hülsenfrüchte und die milchigen Köstlichkeiten. Sie alle beherbergen kostbare Aminosäuren, die das Gewebe aufbauen und reparieren und natürlich auch die essenziellen Bausteine für die Hormonproduktion liefern.

- **grünes Blattgemüse**: Der elegante Spinat, der kraftvolle Grünkohl, Brokkoli und Rucola. Sie alle sind reich an kostbaren Nährstoffen wie Vitamin C, Magnesium und Antioxidantien, die dem Körper dabei helfen, den Stress zu bewältigen und mit Würde zu meistern.

- **Früchte**: Zitrusfrüchte, Beeren in ihrer farbenfrohen Pracht, Paprika in ihrer sinnlichen Vielfalt und dunkles Blattgemüse, das die Sinne verzaubert. Sie alle sind natürliche Schatzkammern von Vitamin C, das das Immunsystem stärkt und den Nebennieren bei ihrer Regeneration beisteht.

- **Magnesiumhaltige Lebensmittel**: Bananen, Vollkornprodukte, die eine köstliche Vielfalt bieten, und grünes Blattgemüse. Sie alle bergen das wichtige Mineral Magnesium, das für die Bewältigung des Stresses und die Entspannung der Muskelwelt von entscheidender Bedeutung ist.

- **Antioxidantien**: Beeren, Trauben, dunkle Schokolade, die goldene Kurkuma und der erlesene grüne Tee. Sie alle tragen Antioxidantien in sich, die den Körper vor den Gefahren oxidativen Stresses schützen und seine Regeneration auf faszinierende Weise fördern.

- **Wasser**: Es erfrischt den Körper und unterstützt ihn auf seiner Reise zur Genesung.

Diese Lebensmittel können dazu beitragen, die Nebennieren zu umsorgen und zu stärken. Mit jedem Bissen und jedem Schluck unterstützen Sie den Körper und lassen ihn erstrahlen und mit Vitalität erfüllt sein. Es ist eine Symphonie der Aromen, Farben und Texturen, die den Gaumen verwöhnt und die Gesundheit zum Erblühen bringt.

Neben den Lebensmittelbestandteilen, die sich für den Verzehr bei einer Nebennierenschwäche eignen, gibt es natürlich auch Lebensmittel, die sie tunlichst vermeiden sollten. Werfen Sie hierzu einen Blick auf die nachfolgende Auflistung:

Tipp: Zu vermeidende Lebensmittel

Bei einer Nebennierenschwäche sollten wir mit Bedacht handeln, denn es gibt einige verführerische Gaumenfreuden, die der Körper lieber meiden sollte, um seine wertvollen Nebennieren zu schützen und zu entlasten.

- **Zucker**: Zucker und raffinierte Kohlenhydrate können den Körper in einen turbulenten Blutzuckerfluss versetzen und die Energieproduktion aus dem Gleichgewicht bringen. Weiße Brote, verführerisches Gebäck, süße Versuchungen und zuckerhaltige Getränke müssen daher mit Argwohn betrachtet und gemieden werden.

- **Koffein**: Seine verlockenden Verwandten wie Kaffee, Energy-Drinks und starker Tee sollten wir mit Vorsicht genießen oder am besten ganz davon Abstand nehmen. Koffein hat die Macht, die Nebennieren zu überstimulieren und sie weiter zu erschöpfen.

- **Alkohol**: Er lockt einen mit seinem betörenden Geschmack, doch seine dunkle Seite kann den Körper dehydrieren, die Leber belasten und den ohnehin schon erschöpften Körper weiter unter Stress setzen. Seine Auftritte können den Schlaf stören und die Nebennieren belasten.

- **verarbeitete Lebensmittel**: Diese manipulierten Delikatessen, beladen mit Zusatzstoffen, Transfetten und chemischen Konservierungsmitteln, sind Meister der Täuschung. Sie fördern Entzündungen im Körper und bedrohen die Gesundheit der Nebennieren. Daher sollten wir sie meiden und uns stattdessen den wahren Schätzen der Natur zuwenden.

- **industriell hergestellte Fleisch- und Milchprodukte**: Die Hormone, mit denen die Tiere behandelt werden, und die intensive Massentierhaltung sind verantwortlich für hormonelle Störungen im Körper und die zunehmende Belastung der Nebennieren.

- **salzreiche Lebensmittel**: Knusprige Chips, gesalzene Snacks und verarbeitete Lebensmittel locken uns in ihre Falle. Doch ihr hoher Salzgehalt kann den Blutdruck in die Höhe treiben und zu unerwünschter Flüssigkeitsretention führen.

Selbstreflexion zur Analyse der Ernährungsgewohnheiten

Die folgende Selbstreflexion ermöglicht es Ihnen, Ihre Ernährungsgewohnheiten zu überprüfen und herauszufinden, ob Sie möglicherweise Anpassungen vornehmen sollten, um Ihre Gesundheit und Ihr Wohlbefinden zu unterstützen.

- Konsumiere ich regelmäßig frische, natürliche Lebensmittel, die reich an Nährstoffen und Antioxidantien sind?
- Meide ich verarbeitete Lebensmittel, Fast Food und zuckerhaltige Snacks?
- Achte ich auf die Qualität meiner Lebensmittel und bevorzuge ich Bio-Lebensmittel, die frei von Pestiziden und schädlichen Chemikalien sind?
- Nehme ich mir beim Essen Zeit, kaue ich langsam und achte ich auf die Signale meines Körpers?
- Halte ich mich an empfohlene Portionsgrößen, um ein angemessenes Maß an Nahrung zu konsumieren?

Für Frauen: Zyklusgesundheit

Der Menstruationszyklus ist ein natürlicher Prozess im weiblichen Körper, der sich auf die Vorbereitung auf eine mögliche Schwangerschaft und die Menstruation konzentriert. Er besteht aus verschiedenen Phasen, darunter die Menstruationsphase, bei der die Gebärmutterschleimhaut abgestoßen wird, die Follikelphase, bei der die Eibläschen wachsen und reifen, der Eisprung, im Rahmen dessen der reife Follikel platzt und für die Eizelle freigesetzt wird, und die Lutealphase, in der die Gebärmutterschleimhaut sich auf eine mögliche Schwangerschaft vorbereitet. Der Zyklus kann von Frau zu Frau variieren und dauert normalerweise 21 bis 35 Tage.

Die Zyklusgesundheit ist sehr bedeutend für die hormonelle Balance einer Frau. Ein regelmäßiger und gesunder Menstruationszyklus zeigt an, dass der Körper im Einklang ist und hormonelle Prozesse optimal funktionieren. Er kann als Leitpfosten dienen, um die Hormongesundheit zu unterstützen und mögliche Ungleichgewichte zu erkennen.

Es gibt viele verschiedene Faktoren, die einen gesunden Zyklus auszeichnen, dazu gehört zum einen eine schmerzfreie Periode. Starke Schmerzen während der Menstruation können ein Zeichen für hormonelle Störungen oder Entzündungen sein. Eine regelmäßige und gut kontrollierte Menstruation zeigt an, dass der Körper ausreichend Östrogen und Progesteron produziert, um den Zyklus in Balance zu halten.

Des Weiteren ist es wichtig, dass die Frau während ihres Zyklus nur wenige bis gar keine PMS-Symptome erfährt.

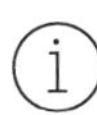

Definition: PMS

Das Prämenstruelle Syndrom, abgekürzt PMS, bezeichnet eine Zusammenstellung von körperlichen, emotionalen und Verhaltenssymptomen, die bei vielen Frauen vor der Menstruation auftreten.

Prämenstruelles Syndrom (PMS) kann verschiedene Beschwerden wie Stimmungsschwankungen, Reizbarkeit, Müdigkeit oder Brustspannen umfassen. Die genauen Ursachen von PMS sind nicht vollständig geklärt, aber hormonelle Veränderungen während des Menstruationszyklus und andere Faktoren wie Serotonin- und Neurotransmitter-Level können eine Rolle spielen.

Exkurs: Serotonin- und Neurotransmitter-Level

Serotonin ist ein wichtiger Neurotransmitter im Gehirn, der für die Regulierung von Stimmung, Emotionen, Schlaf und Appetit zuständig ist. Ein Ungleichgewicht des Serotonin-Levels kann zu verschiedenen Störungen wie Depressionen, Angstzuständen und Schlafstörungen führen.

Neurotransmitter sind chemische Botenstoffe, die Informationen zwischen Nervenzellen im Gehirn übertragen. Sie spielen eine entscheidende Rolle bei der Regulation von Gehirnfunktionen wie Gedächtnis, Lernen, Stimmung und Verhalten.

PMS tritt normalerweise in den Tagen bis zu einer Woche vor der Menstruation auf und klingt mit dem Beginn der Menstruation ab. Ein gesunder Zyklus ist oft mit einem geringen PMS-Grad verbunden.

Exkurs: Die PMS-Grade

Der PMS-Grad kann von Frau zu Frau unterschiedlich sein. Ein geringer PMS-Grad zeigt an, dass die Symptome mild und kaum störend sind. Dies bedeutet, dass die betroffene Person möglicherweise nur leichte Stimmungsschwankungen oder geringfügige körperliche Beschwerden verspürt.

Ein mittlerer PMS-Grad deutet auf moderat ausgeprägte Symptome hin, die das alltägliche Leben beeinträchtigen können. Dies können beispielsweise verstärkte Stimmungsschwankungen, Schlafstörungen, Müdigkeit, Kopfschmerzen oder Brustspannen sein.

Ein hoher PMS-Grad zeigt an, dass die Symptome stark ausgeprägt und stark belastend sind. In solchen Fällen können die betroffenen Frauen unter schweren Stimmungsschwankungen, starken körperlichen Beschwerden, intensiver Reizbarkeit, Angstzuständen oder starken Schmerzen leiden, die ihren Alltag erheblich beeinträchtigen können.

Ein weiterer wichtiger Aspekt der Zyklusgesundheit ist der regelmäßige Eisprung. Der Eisprung ist ein wichtiger Teil des Menstruationszyklus und ermöglicht die Freisetzung einer reifen Eizelle, die für eine potenzielle Befruchtung bereit ist. Ein regelmäßiger Eisprung zeigt an, dass die Hormone im Gleichgewicht sind und der Körper optimal funktioniert. Bei Frauen mit Nebennierenschwäche kann es jedoch zu hormonellen Dysbalancen kommen, die den Eisprung beeinflussen können.

Um die Zyklusgesundheit bei einer Nebennierenschwäche zu fördern, können verschiedene Maßnahmen ergriffen werden. Bei Problemen mit der Zyklusgesundheit ist es wichtig, einen Arzt aufzusuchen, um eine genaue Diagnose zu erhalten und eine individuelle Behandlung zu planen. Mit der richtigen Unterstützung und einem ganzheitlichen Ansatz kann die Zyklusgesundheit bei Frauen mit Nebennierenschwäche verbessert und die hormonelle Balance wiederhergestellt werden. Dennoch sollten Sie auch hier bedenken, dass jeder Mensch individuell ist und sowohl der Zyklus und die Symptome als auch die Zykluslänge unterschiedlich sein können, auch leichte Schwankungen können auftreten. Sie sollten aber immer einen gesunden Zyklus pflegen, damit auch der Hormonhaushalt im Gleichgewicht bleiben kann.

Selbstreflexion zur Analyse Ihrer Zyklusgesundheit

Die folgende Selbstreflexion ermöglicht es Ihnen, Ihre Zyklusgesundheit zu überprüfen und herauszufinden, ob Sie möglicherweise Anpassungen vornehmen sollten, um eine optimale hormonelle Balance und ein angenehmes Zykluserlebnis zu erreichen.

- Achten Sie darauf, dass Sie eine schmerzfreie Periode haben?
- Erfahren Sie während Ihres Zyklus wenige bis gar keine PMS-Symptome?
- Treten bei Ihnen PMS-Symptome in den Tagen bis zu einer Woche vor der Menstruation auf und klingen sie mit dem Beginn der Menstruation ab?
- Haben Sie einen regelmäßigen Eisprung?
- Haben Sie Probleme mit Zyklusstörungen oder hormonellen Ungleichgewichten?

Die Feinde eines gesunden Hormonsystems

Das Hormonsystem steht vor zahlreichen Herausforderungen, die seine empfindliche Balance ernsthaft beeinträchtigen können. Ein beträchtlicher Mangel an lebenswichtigem Vitamin D ist einer dieser bedeutsamen Faktoren, die sich äußerst nachteilig auf die präzise Regulation der Hormone auswirken können. Zusätzlich spielen intensive Stressbelastungen und stimulierende Substanzen eine erhebliche Rolle, indem sie die Nebennieren strapazieren und erschöpfen. Umweltschadstoffe, unerwünschte Strahlenbelastung und sogar bestimmte Medikamente haben die Fähigkeit, das Hormonsystem infiltrieren und in unerwarteter Weise beeinflussen zu können. Darüber hinaus verbirgt sich im Alltagsgeschehen eine Vielzahl von Substanzen mit hormoneller Wirkung, die in vermeintlich harmlosen Gegenständen, Lebensmitteln und Getränken lauern und auf unberechenbare Weise in das empfindliche Gleichgewicht des Hormonsystems eingreifen können. Die Gegner einer gesunden Hormonregulation sind vielfältig und stellen die Wahrung dieses kostbaren Gleichgewichts ständig auf die Probe. Daher ist es von immenser Bedeutung, stets äußerste Vorsicht walten zu lassen und Maßnahmen zu ergreifen, um diese potenziellen Faktoren mit größter Sorgfalt zu vermeiden.

Hormon-Feind Nr. 1: Vitamin-D-Mangel

Vitamin D ist bekannt als Sonnenvitamin, jedoch ist es eigentlich ein neuroregulatorisches Hormon, das eine wichtige Rolle bei der Regulation von Prozessen im Nervensystem spielt. Es ermöglicht den reibungslosen Signalaustausch zwischen den verschiedenen Hormonen im Körper. Ein Mangel an Vitamin D kann dazu führen, dass diese Signale gestört sind, was wiederum zu Stimmungsschwankungen, Depressionen und Reizbarkeit führen kann. Besonders in den Wintermonaten, wenn Sonnenlicht knapp ist und die Menschen weniger davon abbekommen, sind solche Gemütsschwankungen bekannt. Dies liegt daran, dass Vitamin D hauptsächlich durch die Einwirkung von Sonnenlicht auf die Haut gebildet wird.

Wenn jemand bereits an einer Nebennierenschwäche leidet, kann ein Vitamin-D-Mangel die Symptome verschlimmern. Ein ausreichender Vitamin-D-Spiegel ist wichtig, um die Funktion der Nebennieren zu unterstützen. Wenn dieser Spiegel jedoch niedrig ist, kann es zu einer Beeinträchtigung der Nebennierenfunktion kommen, was wiederum zu einer Verschlimmerung der Symptome führen kann. Der Zusammenhang zwischen Vitamin-D-Mangel und emotionalen Beschwerden ist gut dokumentiert. Menschen mit einem niedrigen Vitamin-D-Spiegel sind anfälliger für Stimmungsschwankungen, Depressionen und Reizbarkeit. Dies liegt daran, dass Vitamin D eine wichtige Rolle bei der Produktion von Serotonin spielt, einem Neurotransmitter, der für die Regulierung der Stimmung verantwortlich ist. Wenn der Vitamin-D-Spiegel niedrig ist, kann dies zu einer verminderten Serotoninproduktion führen, was wiederum zu negativen Auswirkungen auf die Stimmung und das emotionale Wohlbefinden führen kann.

Um einen Vitamin-D-Mangel bei einer Nebennierenschwäche zu beheben, können verschiedene Maßnahmen ergriffen werden. Eine Möglichkeit ist die Aufnahme von Vitamin-D-reichen Lebensmitteln wie fettem Fisch, Eiern, Milchprodukten und angereicherten Lebensmitteln. Eine weitere Option ist die gezielte Supplementierung mit Vitamin-D-Präparaten, wobei die Dosierung individuell angepasst werden sollte. Darüber hinaus kann eine erhöhte Sonnenlichtexposition helfen, den Vitamin-D-Spiegel zu erhöhen. Es ist jedoch wichtig, dabei auf einen angemessenen Sonnenschutz zu achten, um Hautschäden zu vermeiden.

Die Bedeutung von Vitamin D für die allgemeine Gesundheit und das emotionale Wohlbefinden bei einer Nebennierenschwäche sollten Betroffene sehr ernst nehmen. Durch eine angemessene Zufuhr von Vitamin D und eine gezielte Behandlung des Mangels kann das Gleichgewicht im Körper wiederhergestellt und somit das emotionale Gleichgewicht verbessert werden. Die Beziehung zwischen Vitamin D und emotionaler Gesundheit ist komplex und vielschichtig. Deswegen sollte eine ausreichende Versorgung mit Vitamin D als grundlegende Behandlung wahrgenommen werden, damit die zuvor genannten Signale reduziert werden können. Dennoch sollten Sie sich bewusst sein, dass Vitamin D allein nicht die Lösung für alle emotionalen Beschwerden ist, aber ein ausgewogener Vitamin-D-Spiegel ist für die Gesundheit bei einer Nebennierenschwäche von großer Bedeutung.

Tipps:

- Sorgen Sie für ausreichende Sonnenlichtexposition, insbesondere in den Wintermonaten, um die Vitamin-D-Produktion in der Haut zu fördern.

- Erwägen Sie die Einnahme von Vitamin-D-reichen Lebensmitteln wie fettem Fisch, Eiern, Milchprodukten und angereicherten Lebensmitteln.

- Achten Sie bei der Sonnenlichtexposition auf angemessenen Sonnenschutz, um Hautschäden zu vermeiden.

- Behandeln Sie eine Nebennierenschwäche ganzheitlich, einschließlich der Aufmerksamkeit auf den Vitamin-D-Spiegel.

- Beachten Sie die Komplexität der Beziehung zwischen Vitamin D und emotionaler Gesundheit und betrachten Sie eine ausreichende Vitamin-D-Versorgung als grundlegenden Ansatz, um Symptome zu reduzieren.

Auf einen Blick: Hormon-Feind Vitamin D

Hormon-Feind	Auswirkungen
Vitamin-D-Mangel	• Hemmt die Produktion von Schilddrüsenhormonen • Beeinflusst den Östrogen- und Testosteronspiegel • Beeinträchtigt die Insulinregulation

Hormon-Feind Nr. 2: Aufputschmittel und Stress

Einen weiteren Hormon-Feind, der das Gleichgewicht der Hormone stören kann, stellen Aufputschmittel und chronischer Stress dar. Beide können erhebliche Auswirkungen auf den Hormonhaushalt haben und zu einer Vielzahl von gesundheitlichen Problemen führen. In Zeiten von Stress oder nach dem Konsum von Aufputschmitteln wie Koffein oder Nikotin stehen die Nebennieren vor einer enormen Herausforderung. Sie werden dazu angeregt, große Mengen an Stresshormonen auszuschütten. Kurzfristig betrachtet stellt dies für den Körper kein Problem dar, doch wenn der Stress chronisch wird, Schlafmangel hinzukommt und täglich reichlich Kaffee und Zigaretten konsumiert werden, geraten die Nebennieren an ihre Belastungsgrenze. Sie erleiden Zellschäden, die der Körper nur schwer wieder reparieren kann.

Die schleichende Schädigung führt dazu, dass immer weniger Hormone produziert werden. Dabei sind diese Hormone, in moderaten Mengen, entscheidend für die Konzentrationsfähigkeit. Im besten Fall macht sich nun Müdigkeit bemerkbar, doch es kann auch sein, dass die gesamte emotionale Welt im Chaos versinkt. Wir fühlen uns ausgelaugt, gereizt und können uns nur schwer auf die täglichen Aufgaben konzentrieren. Es scheint, als ob das innere Gleichgewicht verloren gegangen ist. Aufputschmittel wie Kaffee und Zigaretten sollten gemieden werden, da sie die ohnehin geschwächten Nebennieren weiter belasten. Indem wir die Funktion der Nebennieren stärken, erzielen wir in der Regel auch eine positive Wirkung auf alle anderen Drüsen im Körper. Dies führt zu einer Verbesserung des gesamten Hormonhaushalts.

Weiterhin sollten Sie sich bewusst machen, dass eine Nebennierenschwäche nicht nur Auswirkungen auf den körperlichen Zustand hat, sondern auch auf das emotionale Wohlbefinden. Die Erschöpfung der Nebennieren kann zu einer Vielzahl von Symptomen führen, darunter Schlafstörungen, Reizbarkeit, Angstzustände und eine erhöhte Anfälligkeit für Stress. Es ist daher von großer Bedeutung, die Nebennieren zu unterstützen und ihnen die Möglichkeit zur Regeneration zu geben.

Wenn Aufputschmittelmissbrauch oder chronischer Stress schwerwiegend sind und das allgemeine Wohlbefinden beeinträchtigen, ist es ratsam, professionelle Hilfe in Anspruch zu nehmen. Sie sollten sich aber dennoch vorab schon darüber bewusst sein, welche Auswirkungen Aufputschmittel und chronischer Stress auf den Hormonhaushalt haben können. Daher sollten Sie versuchen, Maßnahmen zu ergreifen, um Stress zu reduzieren.

Tipps:

- Implementieren Sie effektive Stressbewältigungsstrategien wie regelmäßige Entspannungsübungen, Meditation, Yoga oder Atemtechniken, um Stress abzubauen und die Belastung der Nebennieren zu verringern.

- Wählen Sie eine gesunde Ernährung, die reich an Vitalstoffen ist und den Körper basisch unterstützt. Fügen Sie vermehrt Obst, Gemüse, Vollkornprodukte, gesunde Fette und proteinreiche Nahrungsmittel in Ihre Ernährung ein.

- Vermeiden Sie den Missbrauch von Aufputschmitteln wie Kaffee, Nikotin und anderen stimulierenden Substanzen. Reduzieren Sie deren Konsum, um die Belastung der Nebennieren zu verringern.

- Seien Sie sich der Auswirkungen von chronischem Stress und Aufputschmittelmissbrauch auf den Hormonhaushalt bewusst und nehmen Sie gegebenenfalls professionelle Hilfe in Anspruch, um eine angemessene Unterstützung und Behandlung zu erhalten.

Auf einen Blick: Hormon-Feind Aufputschmittel und Stress

Hormon-Feind	**Auswirkungen**
Aufputschmittel und Stress	• Erhöhen das Stresshormon Cortisol, das die Hormonproduktion stört • Stören den Schlaf und beeinflussen das Melatonin, das den Schlaf-Wach-Rhythmus reguliert • Reduzieren die Produktion von Sexualhormonen wie Östrogen und Testosteron

Hormon-Feind Nr. 3: Umweltschadstoffe, Strahlenbelastung und Medikamente

Exkurs: Nebennierengesundheit und zu beachtende Umweltfaktoren

Die Nebennierengesundheit wird von verschiedenen Umweltfaktoren beeinflusst, die sich auf vielfältige Weise auswirken können. Schädliche Umweltgifte, Chemikalien und Schadstoffe können einen negativen Einfluss auf die Funktion der kostbaren Nebennieren haben.

Besonders die Luftverschmutzung stellt einen bedeutsamen Umweltfaktor dar. Die Einatmung von schädlichen Partikeln und Gasen kann im Körper eine entzündliche Reaktion auslösen, was wiederum zu einer Belastung der Nebennieren führen kann. Eine langfristige Exposition gegenüber Luftverschmutzung kann zu einer chronischen Entzündung beitragen und somit die feine Balance der Nebennierenfunktion stören.

Neben der Luftverschmutzung können auch chemische Substanzen in der Umgebung auf die Nebennieren einwirken. Ob es nun die Chemikalien in den Reinigungsmitteln sind, die Pestizide in den Lebensmitteln oder die Schwermetalle, die im Trinkwasser lauern – all diese Substanzen können ihren Weg in den Körper finden und sich in den Nebennieren ansammeln, was letztendlich zu einer Beeinträchtigung der Hormonproduktion führen kann.

Hormonell wirksame Substanzen, auch bekannt als endokrine Disruptoren, stellen eine weitere Bedrohung für die Nebennieren dar. Diese Substanzen lauern in alltäglichen Produkten wie Plastikflaschen, Kosmetika, Reinigungsmitteln und sogar in manchen Lebensmittelverpackungen. Sie haben die Fähigkeit, das empfindliche hormonelle Gleichgewicht zu stören und somit eine zusätzliche Belastung für die geschätzten Nebennieren darzustellen.

Aber nicht nur äußere Faktoren beeinflussen die Nebennieren – auch psychischer und emotionaler Stress ist von großer Bedeutung. Chronischer Stress führt zu einer übermäßigen Produktion von Stresshormonen wie Cortisol, was die Nebennieren auf Dauer erschöpft und ihre Funktionsfähigkeit beeinträchtigt.

Um die Nebennierengesundheit angesichts dieser Umweltfaktoren zu fördern, ist es unabdingbar, die Exposition gegenüber schädlichen Substanzen zu minimieren. Dies kann durch den bewussten Verzicht auf Luftverschmutzung, die Nutzung natürlicher und umweltfreundlicher Reinigungsmittel, den Konsum von biologisch angebauten Lebensmitteln sowie den Einsatz von wasserbasierten Kunststoffen anstelle hormonell wirksamer Plastikprodukte erreicht werden.

Sie müssen also Ihre Nebennieren vor den schädlichen Auswirkungen der Umwelt schützen und ihnen eine gesunde Umgebung bieten. Auf diese Weise können sie dazu beitragen, ihr wertvolles Gleichgewicht aufrechtzuerhalten und somit das allgemeine Wohlbefinden zu fördern.

Die Nebennierenschwäche ist nicht allein durch interne Faktoren bedingt, sondern kann auch durch äußere Einflüsse verstärkt werden. Einer der größten Feinde der Hormongesundheit bei einer Nebennierenschwäche ist die Belastung durch Umweltschadstoffe, Strahlen und Medikamente.

Die moderne Welt ist mit einer Vielzahl von Schadstoffen belastet, die einen unbemerkt umgeben. Diese schädlichen Substanzen können sich negativ auf den Hormonhaushalt auswirken und die Nebennieren zusätzlich belasten. Insbesondere die Schilddrüse ist anfällig für diese Belastungen und kann leicht aus dem Gleichgewicht geraten. Eine beeinträchtigte Schilddrüsenfunktion hat wiederum Auswirkungen auf den gesamten Stoffwechsel und kann auch die Funktion anderer Hormondrüsen stören.

Aber nicht nur Umweltschadstoffe spielen eine Rolle, sondern auch die zunehmende Strahlenbelastung durch Wi-Fi, Mobilfunk und radiologische Untersuchungen. Diese Strahlenemissionen, die von den elektronischen Geräten und drahtlosen Kommunikationssystemen ausgehen, können tiefgreifende und negative Auswirkungen auf den Körper und Hormonhaushalt haben, insbesondere können sie auch zu weiteren Belastungen der Nebennieren führen.

Darüber hinaus wurde festgestellt, dass Strahlenbelastung den Melatonin-Spiegel beeinflussen kann. Melatonin ist ein wichtiges Hormon, das den Schlaf-Wach-Rhythmus reguliert. Wenn die Strahlenbelastung den Melatonin-Spiegel stört, kann dies zu Schlafstörungen, einer gestörten Hormonbalance und zu weiteren Problemen führen.

Die heutige moderne Gesellschaft kann praktisch nicht mehr ohne drahtlose Kommunikationssysteme und elektronische Geräte auskommen. Daher ist es unrealistisch, diesen Einflüssen komplett aus dem Weg zu gehen. Allerdings gibt es bewusste Maßnahmen, die ergriffen werden können, um die Strahlenexposition zu reduzieren und sich selbst zu schützen. Sie könnten zum Beispiel die Schlafumgebung optimieren, indem Sie elektronische Geräte aus dem Schlafzimmer entfernen und die Verwendung von Bildschirmen vor dem Schlafengehen einschränken. Dadurch geben Sie den Nebennieren die Möglichkeit, sich zu erholen und den Hormonhaushalt wieder ins Gleichgewicht zu bringen.

Es gibt aber auch bestimmte Medikamente, die die Hormongesundheit beeinträchtigen können, so z. B. die Anti-Baby-Pille. Diese Medikamente können den Organismus und die Hormondrüsen stark belasten und zu einer Verschlimmerung der Nebennierenschwäche beitragen. Es ist daher wichtig, zu überprüfen, welche Medikamente abgesetzt oder allmählich reduziert werden können, um den Körper und die Hormondrüsen zu entlasten. Allerdings gibt es auch Hoffnung, denn viele chronische Erkrankungen können mit ganzheitlichen oder naturheilkundlichen Ansätzen gelindert oder sogar geheilt werden. Anstatt sofort auf Medikamente zurückzugreifen, sollten zunächst ganzheitliche Maßnahmen in Betracht gezogen werden, hierbei sollten die individuellen Bedürfnisse und Möglichkeiten berücksichtigt werden. Grundsätzlich ist zu sagen, dass die Reduzierung von Umweltbelastungen, die Vermeidung von übermäßiger Strahlenbelastung und die sorgfältige Wahl von Medikamenten entscheidende Schritte sind, um die Hormongesundheit bei einer Nebennierenschwäche zu unterstützen.

Tipps:

- Reduzieren Sie die Exposition gegenüber Umweltschadstoffen, indem Sie auf natürliche Reinigungs- und Haushaltsprodukte umsteigen und auf umweltfreundliche Materialien achten.

- Minimieren Sie die Strahlenbelastung, indem Sie elektronische Geräte nachts ausschalten, das Handy nicht direkt am Körper tragen und die Nutzung von Wi-Fi und Mobilfunk einschränken.

- Schaffen Sie eine schlaffreundliche Umgebung, indem Sie elektronische Geräte aus dem Schlafzimmer entfernen und vor dem Schlafengehen die Bildschirmzeit begrenzen.

- Überprüfen Sie Ihre Medikamente und besprechen Sie mit Ihrem Arzt alternative Optionen, um die Belastung der Hormondrüsen zu verringern.

- Erwägen Sie ganzheitliche und naturheilkundliche Ansätze zur Behandlung von chronischen Erkrankungen und zur Unterstützung der Hormongesundheit bei einer Nebennierenschwäche.

Auf einen Blick: Hormon-Feind Umweltschadstoffe, Strahlenbelastung und Medikamente

Hormon-Feind	Auswirkungen
Umweltschadstoffe, Strahlenbelastung und Medikamente	• Beeinträchtigen die Schilddrüsenfunktion und die Hormonproduktion • Stören die endokrinen Systeme, die für die Hormonregulation verantwortlich sind • Können zu Östrogen-Dominanz führen und das Hormongleichgewicht beeinträchtigen

Hormon-Feind Nr. 4: Substanzen mit Hormonwirkung

Die moderne Welt ist leider voll von Hormon-Feinden, die einem oft unbemerkt schaden und den Hormonhaushalt durcheinanderbringen können. Diese sogenannten endokrinen Disruptoren sind überall um einen herum: in alltäglichen Gebrauchsgegenständen, in Lebensmitteln und sogar in deren Verpackungen. Sie schleichen sich heimlich in Ihr Leben und wirken störend auf Ihre Hormone ein.

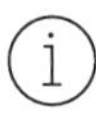

Definition: Endokrine Disruptoren

Endokrine Disruptoren sind chemische Substanzen, die den Abbau, die Bildung und die Wirkung von Hormonen im Körper beeinflussen können. Sie können den Hormonabbau verlangsamen oder beschleunigen, die Hormonproduktion hemmen oder aktivieren und sogar die Wirkung der körpereigenen Hormone verändern. Diese heimtückischen Störenfriede sind in verschiedenen Stoffgruppen zu finden, die aus unterschiedlichen Quellen stammen.

Zu den endokrinen Disruptoren zählen beispielsweise Schadstoffe wie Polychlorierte Biphenyle (PCB) und Pestizide, die in der Umwelt vorkommen und durch industrielle Aktivitäten freigesetzt werden. Auch Schwermetalle wie Blei, Cadmium und Quecksilber können hormonelle Veränderungen verursachen. Im täglichen Leben begegnen Sie auch Weichmachern wie Phthalaten, die in Plastikprodukten enthalten sind, sowie bestimmten Arzneimitteln und UV-Schutzfiltern in Sonnenschutzkosmetika.

Besondere Aufmerksamkeit verdienen Stoffe wie Bisphenol A (BPA), das in Kunststoffen enthalten ist. BPA imitiert das weibliche Sexualhormon Östrogen im Körper und steht in Verbindung mit verschiedenen gesundheitlichen Problemen wie Krebserkrankungen, Übergewicht und Herzkrankheiten. Um den schädlichen Auswirkungen von BPA zu entgehen, sollten wir Produkte meiden, die mit Polycarbonat markiert sind oder den Recycling-Code Nummer 7 tragen. Dieser Code besteht aus einem Dreieck mit drei Pfeilen und einer Zahl in der Mitte. Zudem sollten wir auch auf Triclosan achten, einen antibakteriellen Stoff, der in einigen Zahnpasten, Mundwässern, Deodorants und anderen Produkten enthalten ist.

Selbst in den Lebensmitteln lauern endokrine Disruptoren. Konservendosen und Getränke in Plastikflaschen sind potenzielle Quellen für diese hormonaktiven Substanzen. Aus diesem Grund ist es ratsam, auf Glasflaschen umzusteigen und frische Lebensmittel zu bevorzugen. Es ist alarmierend, zu erkennen, wie viele hormonaktive Substanzen in der Umwelt vorhanden sind. Diese unsichtbaren Feinde können die Hormongesundheit ernsthaft beeinträchtigen und zu einer Belastung für die ohnehin geschwächten Nebennieren führen. Um uns zu schützen, ist es wichtig, sich über diese endokrinen Disruptoren bewusst zu sein und bewusste Entscheidungen für die Gesundheit zu treffen. Die Menschheit sollte sich also von Plastikprodukten mit BPA und Triclosan fernhalten, auf frische Lebensmittel setzen und alternative Verpackungen wählen, damit die Belastung mit endokrinen Disruptoren reduziert wird.

Sie sollten jedoch nicht nur die Aufnahme von endokrinen Disruptoren reduzieren, sondern auch Maßnahmen ergreifen, um den Körper zu entgiften und die Auswirkungen bereits aufgenommener Substanzen zu minimieren. Die Auseinandersetzung mit endokrinen Disruptoren erfordert nicht nur ein Umdenken in Bezug auf die persönlichen Entscheidungen, sondern auch eine stärkere Regulierung und Kontrolle von Industrie und Behörden. Hier sollten Maßnahmen ergriffen werden, um die Verwendung dieser schädlichen Substanzen einzuschränken, und sicherere Alternativen sollten gefördert werden. Dies ist auch für die zukünftige Generation sehr wichtig, damit sie sich vor diesen unsichtbaren Hormonfeinden schützen und eine gesunde und nachhaltige Lebensweise anstreben kann.

Tipps:

- Vermeiden Sie Produkte, die mit Polycarbonat gekennzeichnet sind oder den Recycling-Code Nummer 7 tragen, da sie möglicherweise Bisphenol A (BPA) enthalten, einen endokrinen Disruptor, also eine Substanz, die den normalen Ablauf biologischer Prozesse stört oder beeinträchtigt. Wählen Sie stattdessen BPA-freie Alternativen wie Glasflaschen.

- Achten Sie auf Produkte, die Triclosan enthalten, einen weiteren endokrinen Disruptor. Vermeiden Sie Zahnpasten, Mundwässer, Deodorants und andere Produkte, die Triclosan enthalten.

- Bevorzugen Sie frische Lebensmittel anstelle von konservierten oder in Plastik verpackten Lebensmitteln, da diese potenzielle Quellen für endokrine Disruptoren sein können.

- Ergreifen Sie Maßnahmen zur Entgiftung des Körpers, um die Auswirkungen bereits aufgenommener endokriner Disruptoren zu minimieren. Dies kann durch eine gesunde Ernährung, eine ausreichende Flüssigkeitszufuhr, durch Bewegung und den Verzicht auf schädliche Substanzen wie Alkohol und Zigaretten unterstützt werden.

Auf einen Blick: Hormon-Feinde

Hormon-Feind	Auswirkungen
Substanzen mit Hormonwirkung	• Beeinflusst die Hormonproduktion und Hormonregulierung im Körper • Kann zu hormonellen Ungleichgewichten führen • Stört die Funktion von endokrinen Organen wie der Schilddrüse und den Geschlechtsdrüsen

Individuelles Stressmanagement

Die Kunst, den gestressten Körper und Geist wieder in Balance zu bringen, liegt in der Macht der individuellen Stressbewältigung.

Wie Sie bereits wissen: Körperliche Bewegung ist eine der mächtigen Säulen, auf die wir uns stützen können, um den gestressten Körper und Geist zu beruhigen. Eine Welt voller Ausdauersportarten wie Nordic Walking, Schwimmen, Joggen und dem kraftvollen Geräte-Training ist gut, doch auch sanfte Aktivitäten haben ihren Platz. Das Wichtigste ist, dass Sie Ihre gewählte Bewegungsart in einer Umgebung ohne Konkurrenz- und Zeitdruck ausüben können.

Doch das ist noch nicht alles. Die Kunst des individuellen Stressmanagements liegt, wie Sie bereits wissen, auch in der Lebensführung und der Ernährung verborgen. Hier öffnet sich eine Welt voller Möglichkeiten, um den gestressten Körper und Geist zu beruhigen. Finden Sie Ihren persönlichen Weg zu innerer Balance und gönnen Sie sich Momente der Ruhe und Entspannung. Die Kunst des individuellen Stressmanagements erfordert auch den Blick nach innen, in die Tiefen des Seins. Hier finden Sie Ihre ganz persönlichen Werkzeuge, um den gestressten Körper und Geist zu beruhigen. Entdecken Sie die Macht der Meditation, der Achtsamkeit und der positiven Gedanken. Lernen Sie, den Moment zu genießen und loszulassen. Tauchen Sie ein in eine Welt voller Entspannungstechniken, die Ihre Seele berühren und Ihre Nebennieren sanft umarmen. Lassen Sie den Stress von Ihnen abfallen und spüren Sie, wie Ihre Energiereserven wieder auftanken. Mit ein paar kleinen Übungen im Anschluss können Sie direkt mit dem Training beginnen:

Übung zur besseren Achtsamkeit:

Atemübung:

Setzen Sie sich in eine bequeme Position und konzentrieren Sie sich auf Ihren Atem. Atmen Sie langsam und bewusst ein und aus. Beobachten Sie dabei den Fluss Ihres Atems, ohne ihn zu kontrollieren. Lenken Sie Ihre Aufmerksamkeit immer wieder auf Ihren Atem, wenn Ihre Gedanken abschweifen.

Körper-Scan:

Schließen Sie die Augen und lenken Sie Ihre Aufmerksamkeit auf Ihren Körper. Beginnen Sie am Kopf und arbeiten Sie sich langsam bis zu den Zehen vor. Spüren Sie dabei bewusst in jeden Körperteil hinein und nehmen Sie eventuelle Verspannungen oder Unwohlsein wahr, ohne sie zu bewerten.

Achtsames Essen:

Nehmen Sie sich Zeit beim Essen und widmen Sie Ihre volle Aufmerksamkeit dem Geschmack, der Textur und dem Geruch der Speisen. Kauen Sie langsam und bewusst und seien Sie sich des Sättigungsgefühls bewusst. Vermeiden Sie Ablenkungen wie Fernsehen oder Telefon während des Essens.

Übung zur Meditation

Sitzmeditation:

Setzen Sie sich aufrecht und bequem hin. Schließen Sie die Augen und richten Sie Ihre Aufmerksamkeit auf Ihren Atem oder ein bestimmtes Meditationsobjekt, wie zum Beispiel einen Punkt vor Ihren geschlossenen Augen. Lassen Sie Ihre Gedanken kommen und gehen, ohne sich an ihnen festzuhalten. Bleiben Sie für eine bestimmte Zeit in dieser meditativen Haltung.

Nehmen Sie Ihre Bedürfnisse ernst und schenken Sie Ihrem gestressten Körper und Geist die Aufmerksamkeit, die er verdient.

Tipps zum effektiven Stressmanagement

- Überlegen Sie, welche Aufgaben wirklich wichtig und dringend sind. Priorisieren Sie diese und lassen Sie unwichtige Aufgaben eventuell wegfallen oder delegieren Sie sie.

- Gönnen Sie sich regelmäßige Pausen, um Ihren Körper und Geist zu regenerieren. Nutzen Sie diese Zeit, um bewusst zu entspannen, sich zu strecken oder eine kurze Meditation durchzuführen.

- Lernen Sie, „Nein" zu sagen, und setzen Sie klare Grenzen, um Überlastung zu vermeiden. Kommunizieren Sie Ihre Bedürfnisse und bitten Sie gegebenenfalls um Unterstützung.

- Nehmen Sie sich Zeit für sich selbst und tun Sie Dinge, die Ihnen Freude bereiten. Pflegen Sie Ihre Hobbys, treiben Sie Sport oder genießen Sie einfach einmal eine Auszeit für sich.

- Suchen Sie den Austausch mit vertrauten Personen, sei es Familie, Freunde oder ein Support-Netzwerk. Teilen Sie Ihre Herausforderungen und Sorgen, um emotionalen Rückhalt zu erhalten.

Alltagsbewegung und frische Luft als Schlüssel

Stellen Sie sich Folgendes vor: Ein leiser Windhauch streicht sanft über das Gesicht, während die Sonnenstrahlen den Körper wärmen. Die frische Luft füllt die Lunge, erfrischt den Geist und belebt die Sinne.

Inmitten einer hektischen Welt voller Termine und Verpflichtungen ist es leicht, die Bedeutung von Bewegung und frischer Luft zu vergessen. Doch gerade bei einer Nebennierenschwäche können diese beiden Elemente zu Schlüsseln für die Genesung und den Erhalt der Gesundheit werden.

Was ist ausreichende Alltagsbewegung?

Ein Spaziergang im Park, das Fahrradfahren zur Arbeit, das Tanzen in der Küche oder das Treppensteigen anstelle des Aufzugs – all das zählt zur Alltagsbewegung. Es ist eine natürliche und nachhaltige Form körperlicher Aktivität, die den Körper stärkt und die Nebennieren entlastet.

Warum ist Alltagsbewegung wichtiger als Workouts? Nun, Workouts können zweifellos ihre Vorteile haben, aber sie sind oft intensiv und belastend für den Körper. Bei einer Nebennierenschwäche ist es wichtig, den Körper nicht weiter zu überanstrengen, sondern ihm sanftes und regelmäßiges Training anzubieten. Alltagsbewegung ist eine schonende Art, den Körper in Bewegung zu halten und die Durchblutung zu fördern, ohne ihn übermäßig zu strapazieren.

Ein aktiver Lifestyle ist der Schlüssel zu einem gesunden Leben. Statt sich an einen Schreibtisch zu ketten oder stundenlang auf dem Sofa zu sitzen, sollten wir nach Gelegenheiten suchen, uns zu bewegen und aktiv zu sein. Ob es eine Radtour am Wochenende ist, Nordic Walking oder Joggen, ein Spiel mit den Kindern im Park oder einfach nur das Tanzen zu der Lieblingsmusik – jede Form der Bewegung zählt. Ein aktiver Lebensstil verbessert nicht nur die körperliche Gesundheit, sondern stärkt auch das emotionale Wohlbefinden. Es bringt Freude, Leichtigkeit und ein Gefühl der Verbundenheit mit der Welt um uns herum.

Tipps für Bewegung im Alltag:

- Sehen Sie Alltagsaktivitäten nicht nur als Pflicht, sondern als Chance, sich zu bewegen. Gehen Sie öfter zu Fuß, nutzen Sie das Fahrrad oder nehmen Sie die Treppe statt des Aufzuges.

- Setzen Sie sich regelmäßig kleine Bewegungsziele und nehmen Sie sich bewusst Zeit für kurze Spaziergänge oder Dehnübungen, besonders während des längeren Sitzens.

- Wählen Sie Aktivitäten, die Ihnen Spaß machen und Sie motivieren, aktiv zu sein. Ob Tanz, Sportarten oder Outdoor-Aktivitäten – entdecken Sie, was Ihnen Freude bereitet, und integrieren Sie es in Ihren Alltag.

- Suchen Sie bewusst die Nähe zur Natur, indem Sie zum Beispiel in Parks oder Wäldern spazieren gehen. Nutzen Sie die Gelegenheit, frische Luft zu atmen und Ihre Sinne zu beleben.

- Suchen Sie nach Möglichkeiten, gemeinsam mit Familie oder Freunden aktiv zu sein, sei es beim gemeinsamen Sporttreiben, Wandern oder bei anderen Aktivitäten.

Doch neben Bewegung gibt es noch einen weiteren Schlüssel, der die Nebennieren stärkt – frische Luft. In der modernen, von Technologie geprägten Welt verbringen wir oft Stunden in geschlossenen Räumen, umgeben von künstlichem Licht und Luft. Doch die Natur ruft uns und bietet uns eine wertvolle Ressource, die Körper und Geist dringend brauchen.

Die frische Luft versorgt den Körper mit Sauerstoff und vitalen Nährstoffen, die für die Regeneration der Nebennieren notwendig sind. Sie reinigt auch die Gedanken und ermöglicht es uns, den Stress und die Sorgen des Alltags loszulassen. Jeder Atemzug in der Natur fühlt sich wie eine Wiederverbindung mit der inneren Kraft an, eine Erinnerung daran, dass wir Teil eines größeren Ganzen sind.

Bei einer Nebennierenschwäche ist es daher von großer Bedeutung, regelmäßig Zeit im Freien zu verbringen und bewusst frische Luft zu schnappen. Es ist wie eine Wohltat für die Nebennieren, die dadurch gestärkt werden und ihre Funktionen besser ausführen können. Die Kombination von Alltagsbewegung und frischer Luft bildet eine unschlagbare Synergie, die den Körper und den Geist in Einklang bringt und zu einer ganzheitlichen Gesundheit führt. Sie sollten jede Gelegenheit nutzen, um sich mit der Natur zu verbinden und die Nebennieren mit dem Geschenk von Bewegung und frischer Luft zu verwöhnen.

Tipps für ausreichend Frischluft

- Nehmen Sie sich bewusst Zeit für tägliche Spaziergänge im Freien. Gehen Sie in Parks, Gärten oder einfach nur in Ihrer Nachbarschaft spazieren, um frische Luft zu schnappen und die Natur um sich herum zu genießen.

- Planen Sie Ihre Aktivitäten im Freien, wie Sport, Yoga oder Entspannungsübungen, um sie bewusst mit der Natur zu verbinden. Suchen Sie Orte wie Wälder, Strände oder Seen, um die natürliche Umgebung in vollen Zügen zu erleben.

- Sorgen Sie für regelmäßigen Luftaustausch in Ihren Innenräumen, indem Sie Fenster öffnen. Frische Luft hilft, die Raumluft zu verbessern und den Sauerstoffgehalt zu erhöhen.

- Wenn Sie einen Garten oder Balkon haben, nutzen Sie diesen Raum, um sich regelmäßig im Freien aufzuhalten. Pflanzen Sie Blumen oder Gemüse, um eine Verbindung zur Natur herzustellen und gleichzeitig frische Luft zu genießen.

- Probieren Sie das Konzept des aktiven Waldbadens aus, das in der japanischen Kultur als „Shinrin Yoku" bekannt ist. Suchen Sie einen Wald oder ein bewaldetes Gebiet auf und nehmen Sie sich Zeit, bewusst die natürliche Umgebung wahrzunehmen. Spazieren Sie langsam, atmen Sie tief ein und aus und lassen Sie die Atmosphäre auf sich wirken.

Sonnenlicht

Sonnenlicht spielt eine wichtige Rolle bei der Bewältigung von Nebennierenschwäche, da es sowohl den Körper als auch den Geist positiv beeinflusst. Es dient nicht nur als Lichtquelle, sondern hat auch transformative Eigenschaften und eine enge Verbindung zu dem Hormonsystem.

Es besteht ein enger Zusammenhang zwischen dem Sonnenlicht und dem Hormonsystem. Das Sonnenlicht kann die Stimmung und das Wohlbefinden stimulieren. Gleichzeitig wird die Ausschüttung von Melatonin, dem Schlafhormon, gehemmt, was einen wach und energiegeladen macht.

Sie sollten Routinen entwickeln, die das Sonnenlicht einbeziehen, um die positiven Auswirkungen des Sonnenlichts auf die Nebennieren zu nutzen. Zum Beispiel könnten Sie in Ihre Morgenroutine einbringen, dass Sie sich jeden Morgen dem Sonnenaufgang zuwenden und die ersten Strahlen des Tages einfangen, um somit den Körper auf einen natürlichen Rhythmus einzustellen. Diese Verbindung zwischen Sonnenlicht und Hormonen hat auch Auswirkungen auf den Schlaf-Wach-Zyklus. Die abendliche Ausschüttung von Melatonin wird durch das Sonnenlicht am Morgen reguliert. Wenn uns diese Verbindung fehlt, kann der Tag-Nacht-Rhythmus gestört sein, was zu einer geringeren Regeneration und einem erhöhten Stressniveau führt.

Doch in der heutigen modernen Lebensweise werden oft Stunden in geschlossenen Räumen verbracht, abgeschnitten von den Segnungen des Sonnenlichts. Sie sollten sich daher bewusst Zeit nehmen, um im Freien zu sein und die Sonnenstrahlen auf Ihrer Haut zu spüren – jeder Moment im Sonnenlicht ist ein kostbares Geschenk für die Nebennieren und das gesamte Wohlbefinden. Sie sollten eine harmonische Verbindung zwischen dem Körper und der Natur schaffen.

Empfehlung:

Als Faustregel wird oft empfohlen, dass eine Exposition der Hände, Arme und des Gesichts für etwa 10 bis 30 Minuten am Tag in der Sonne ausreicht, um genügend Vitamin D zu produzieren. Dies kann jedoch von Person zu Person unterschiedlich sein. Menschen mit dunklerer Hautfarbe benötigen möglicherweise eine längere Sonnenexposition, da die Haut weniger effizient Vitamin D produziert.

Tipps zur Aufnahme von Vitamin D

- Verbringen Sie regelmäßig Zeit im Freien, um Sonnenlicht auf Ihre Haut zu lassen. Je nach Hauttyp und geografischer Lage können dies etwa 10 bis 30 Minuten pro Tag sein. Achten Sie dabei auf eine angemessene Sonnenschutzmaßnahme, um Sonnenbrand zu vermeiden.

- Ergänzen Sie Ihre Ernährung mit Vitamin-D-reichen Lebensmitteln wie fettem Fisch (Lachs, Thunfisch), Eiern, Milchprodukten und angereicherten Lebensmitteln wie Frühstückscerealien.

- Falls Sie Schwierigkeiten haben, ausreichend Vitamin D über Sonnenlicht und Ernährung aufzunehmen, können Sie Nahrungsergänzungsmittel in Absprache mit einem Arzt oder Ernährungsberater in Betracht ziehen.

- Planen Sie Ihre Sonnenexposition am besten für die Zeit des Tages, in der die Sonne weniger intensiv ist, um das Risiko von Sonnenbrand und übermäßiger UV-Strahlung zu minimieren. Dafür eignen sich normalerweise der frühe Morgen und der späte Nachmittag.

Sanfter Sport

Die Bewegung ist, wie bereits mehrmals erwähnt, ein Geschenk an den Körper. Sie ist nicht nur ein Weg, um fit und aktiv zu bleiben, sondern auch eine Möglichkeit, die Nebennieren zu unterstützen und die Hormone in Balance zu bringen. In Zeiten einer Nebennierenschwäche ist es jedoch wichtig, auf den richtigen Ansatz beim Sport zu achten. Statt exzessiver Belastung sollten wir uns auf sanfte Aktivitäten konzentrieren, die den Körper schonen und gleichzeitig vitalisieren.

Wenn wir uns zu intensivem Sport zwingen, kann dies tatsächlich zu einer zusätzlichen Belastung für die Nebennieren werden. Der Körper sieht exzessiven Sport oft als Stressfaktor an, der die Produktion des Stresshormons Cortisol weiter anheizt. Um jedoch die Nebennieren zu unterstützen und nicht zusätzlich zu belasten, sollten wir uns für sanfte Sportarten entscheiden.

Empfehlung:

Eine gute Zeit für sanften Sport ist die erste Tageshälfte oder der Nachmittag. Zu dieser Zeit ist der Körper in der Regel besser in der Lage, mit den Anforderungen des Trainings umzugehen. Sie sollten am Abend keine intensiven Trainingseinheiten mehr durchführen, da dies die Ausschüttung von Cortisol beeinflussen kann. Cortisol ist ein Hormon, das der Körper normalerweise zwischen 4 und 6 Uhr morgens ausschüttet, um uns aufzuwecken und den Stoffwechsel anzukurbeln.

Der sanfte Sport soll als eine Möglichkeit betrachtet werden, sich mit dem Körper zu verbinden und ihm die liebevolle Fürsorge zu schenken, die er braucht. In einer Welt, die von Hektik und Stress geprägt ist, ist der sanfte Sport ein wahrer Segen für die Nebennieren und die gesamte Gesundheit. Er erinnert daran, dass es nicht immer darum geht, an die Grenzen zu gehen und uns zu verausgaben, sondern vielmehr darum, im Einklang mit dem Körper zu sein. Folgende Übungen können Sie hierzu beispielsweise nutzen:

Übung 1 – Nackenmobilisation:

Stehen Sie aufrecht oder sitzen Sie auf einem Stuhl mit aufrechter Haltung. Senken Sie langsam Ihr Kinn zur Brust und rollen Sie dann langsam Ihren Kopf zur linken Schulter. Kehren Sie zum Ausgangspunkt zurück und rollen Sie Ihren Kopf zur rechten Schulter. Wiederholen Sie diese Bewegung einige Male, um Ihren Nacken sanft zu mobilisieren und Spannungen zu lösen.

Übung 2 – Schulterkreisen:

Stehen Sie aufrecht oder sitzen Sie auf einem Stuhl mit aufrechter Haltung. Heben Sie Ihre Schultern an und rollen Sie sie langsam nach hinten in einer kreisförmigen Bewegung. Führen Sie einige Wiederholungen in einer langsamen und kontrollierten Art und Weise durch. Dann wechseln Sie die Richtung und rollen Ihre Schultern nach vorne. Diese Übung hilft dabei, Spannungen in den Schultern zu lösen und die Beweglichkeit zu verbessern.

Tipps für sanften Sport:

- Entscheiden Sie sich für Sportarten, die schonend für Ihren Körper sind und geringen Einfluss auf Ihre Gelenke haben.

- Bevor Sie mit dem sanften Sport beginnen, ist es wichtig, Ihren Körper aufzuwärmen. Führen Sie leichte Aufwärmübungen durch, um die Durchblutung zu fördern und die Muskeln vorzubereiten. Anschließend sollten Sie sich dehnen, um Ihre Flexibilität zu verbessern und Verletzungen zu vermeiden.

- Achten Sie während des Sports auf die Signale Ihres Körpers. Wenn Sie Schmerzen, Unwohlsein oder Erschöpfung verspüren, hören Sie auf und gönnen Sie sich eine Pause. Überanstrengung kann zu Verletzungen führen. Hören Sie auf Ihren Körper und passen Sie Ihr Training entsprechend an.

- Wenn Sie neu in einer sanften Sportart sind oder nach einer Verletzung oder Pause wieder einsteigen, ist es wichtig, langsam zu beginnen und sich allmählich zu steigern. Starten Sie mit kürzeren Trainingszeiten und niedriger Intensität und erhöhen Sie diese schrittweise, um Ihrem Körper Zeit für die Anpassung zu geben.

Der Atem

Der Atem – eine Quelle der Kraft und Heilung für den Körper, den Geist und die Seele. In der hektischen Welt, in der wir leben, kann der Atem eine Schlüsselrolle spielen, um die Nebennieren zu unterstützen und eine gesunde Balance im Körper wiederherzustellen.

Atemübungen sind ein wirksames Werkzeug, um die Auswirkungen einer Nebennierenschwäche zu mildern. Durch bewusstes Atmen können wir das Nervensystem regulieren und den Stress abbauen, der oft mit einer gestörten Nebennierenfunktion einhergeht. Der Atem dient als Bindeglied zwischen Körper und Geist und bietet uns die Möglichkeit, uns mit der inneren Ruhe und Kraft zu verbinden. Eine einfache und dennoch kraftvolle Atemübung ist die Bauchatmung. Indem wir tief in den Bauch einatmen und bewusst ausatmen, bringen wir Sauerstoff in den Körper und fördern die Entspannung. Die Bauchatmung hilft, das parasympathische Nervensystem zu aktivieren, das für Ruhe, Regeneration und Stressabbau zuständig ist. Durch regelmäßige Praxis können Sie die Nebennieren entlasten und eine gesunde hormonelle Balance fördern. Wie das funktioniert, erfahren Sie in der nachfolgenden Anleitung:

Übung – Bauchatmung

- Setzen Sie sich auf einen Stuhl mit aufrechter Wirbelsäule oder legen Sie sich flach auf den Rücken. Stellen Sie sicher, dass Ihr Körper entspannt ist.
- Platzieren Sie eine Hand sanft auf Ihrem Bauch, direkt über Ihrem Bauchnabel. Die andere Hand können Sie auf Ihre Brust legen.
- Atmen Sie langsam und tief durch die Nase ein. Spüren Sie, wie sich Ihre Bauchdecke unter Ihrer Hand hebt, während sich Ihre Lungen mit Luft füllen. Lassen Sie Ihre Brust dabei möglichst ruhig bleiben.
- Atmen Sie langsam und kontrolliert durch den Mund aus. Spüren Sie, wie sich Ihre Bauchdecke unter Ihrer Hand senkt, während die Luft aus Ihren Lungen entweicht.
- Atmen Sie weiterhin tief durch die Nase ein und langsam durch den Mund aus. Konzentrieren Sie sich darauf, dass sich Ihre Bauchdecke mit jedem Atemzug hebt und senkt.

Ein weiterer Ansatz ist die Verbindung von Atem und Bewegung. Durch das Synchronisieren von Atem und körperlicher Aktivität können wir den Energiefluss im Körper harmonisieren und die Selbstheilungskräfte aktivieren. Er spielt auch eine entscheidende Rolle bei der Regulation des Nervensystems. Wenn die Nebennieren geschwächt sind, neigen wir dazu, uns im „Kampf-

oder Fluchtmodus“ zu befinden, was zu anhaltendem Stress führt. Durch bewusstes Atmen können wir das sympathische Nervensystem beruhigen und das parasympathische Nervensystem aktivieren, was zu Entspannung und Regeneration führt. Dies ermöglicht es wiederum den Nebennieren, sich zu erholen und ihre normale Funktion wiederherzustellen.

Übung – bewusstes Atmen

- Suchen Sie einen ruhigen Ort, an dem Sie sich wohl fühlen und ungestört sind. Sie können entweder sitzen oder stehen, je nachdem, was für Sie angenehmer ist.

- Schließen Sie sanft Ihre Augen und richten Sie Ihre Aufmerksamkeit auf Ihren Atem. Spüren Sie den Ein- und Ausatemzug bewusst, ohne etwas zu verändern. Konzentrieren Sie sich vollständig auf den Atemvorgang.

- Beginnen Sie, bewusst langsamer und tiefer zu atmen. Atmen Sie durch die Nase ein, spüren Sie, wie sich Ihr Bauch ausdehnt, und atmen Sie durch den Mund aus, während sich Ihr Bauch sanft zusammenzieht. Zählen Sie dabei beim Einatmen in Gedanken bis vier, halten Sie den Atem für einen kurzen Moment an und zählen Sie dann auch beim Ausatmen bis vier. Wiederholen Sie diesen Atemrhythmus für mehrere Atemzüge.

Der Atem ist also ein mächtiges Werkzeug, das jederzeit und überall zur Verfügung steht. Egal, ob wir uns in einem stressigen Meeting befinden, im Stau stehen oder zu Hause entspannen – wir können bewusst den Atem lenken und dadurch einen positiven Einfluss auf die Nebennieren ausüben. Sie müssen sich regelmäßig Zeit nehmen, um tief durchzuatmen und den Atem zu beobachten, so können Sie sich mit der inneren Kraft verbinden und die Auswirkungen einer Nebennierenschwäche mindern. Mit jedem bewussten Atemzug geben wir den Nebennieren die Möglichkeit zur Heilung und unterstützen den natürlichen Fluss der Hormone im Körper. Durch Atemübungen wie das Zählen des Atems oder das längere Ausatmen als Einatmen können wir die Aufmerksamkeit nach innen lenken und den Geist von störenden Gedanken befreien.

Tipps zum Atmen:

- Setzen Sie sich bequem hin oder legen Sie sich hin. Legen Sie eine Hand auf Ihren Bauch, direkt unterhalb des Brustkorbs, und die andere Hand auf Ihre Brust. Atmen Sie langsam und tief durch die Nase ein, spüren Sie, wie sich Ihr Bauch mit Luft füllt und Ihre Hand sich nach außen bewegt. Atmen Sie langsam durch den Mund aus und fühlen Sie, wie sich Ihr Bauch sanft zusammenzieht. Konzentrieren Sie sich darauf, den Atem tief in den Bauchraum zu lenken, anstatt flach in der Brust zu atmen. Wiederholen Sie dies für mehrere Atemzüge, um Spannungen abzubauen und eine tiefe Entspannung zu fördern.

- Suchen Sie sich einen ruhigen Ort, an dem Sie ungestört sind. Atmen Sie langsam und tief ein, zählen Sie dabei in Gedanken bis vier. Halten Sie den Atem für einen Moment an und atmen Sie dann langsam durch den Mund aus, während Sie bis sechs zählen. Wiederholen Sie diesen Atemrhythmus für mehrere Atemzüge. Diese Atemübung kann helfen, Stress abzubauen, den Geist zu beruhigen und eine entspannte Atmosphäre zu schaffen.

- Nehmen Sie sich bewusst einige Momente im Alltag, um auf Ihre Atmung zu achten. Egal, ob Sie in einer Warteschlange stehen, im Auto sitzen oder am Schreibtisch arbeiten, nehmen Sie sich einen Moment Zeit, um tief durchzuatmen und sich auf Ihren Atem zu konzentrieren. Atmen Sie bewusst ein und aus und spüren Sie, wie sich Ihr Körper mit jedem Atemzug entspannt. Dies kann dazu beitragen, den Geist zu beruhigen, Stress abzubauen und im gegenwärtigen Moment präsent zu sein.

Finden Sie Ihre Meditationsroutine

Inmitten des hektischen Alltags, in dem Stress oft den Geist beherrscht, kann eine passende Meditationsroutine eine wahre Oase der Ruhe und des inneren Friedens sein. Bei einer Nebennierenschwäche, die häufig mit einer Überlastung des Nervensystems einhergeht, ist die Regulierung des Nervensystems von entscheidender Bedeutung, um die Gesundheit wiederherzustellen und das Gleichgewicht zu finden.

Die Einführung einer regelmäßigen Meditationspraxis kann dabei helfen, das Nervensystem zu harmonisieren und Stress abzubauen. Durch das Sitzen in Stille und das Lenken der Aufmerksamkeit auf den gegenwärtigen Moment können wir einen Raum der Entspannung schaffen und den Geist von den Sorgen und Ängsten des Alltags befreien. Sicher fragen Sie sich nun, wie das gelingt.

Eine passende Meditationsroutine kann auf verschiedene Arten gestaltet werden. Es gibt keine starren Regeln oder Vorgaben, sondern es geht darum, eine Praxis zu finden, die zu uns und unserer Lebenssituation passt. Dies kann bedeuten, dass wir jeden Morgen einige Minuten für eine einfache Atemmeditation aufwenden oder uns regelmäßig einer geführten Meditationssitzung anschließen. Wichtig ist, dass wir uns bewusst Zeit nehmen und einen Ort der Stille und Abgeschiedenheit schaffen, an dem wir uns ganz auf uns selbst konzentrieren können. Dies kann ein ruhiges Zimmer in unserem Zuhause sein oder ein besonderer Platz in der Natur, der uns mit seiner Schönheit und Harmonie inspiriert. Durch die regelmäßige Praxis der Meditation können wir das Nervensystem beruhigen und den parasympathischen Zweig aktivieren. Die bewusste Lenkung der Aufmerksamkeit auf den Atem oder auf bestimmte Meditationsobjekte hilft uns dabei, den Geist zu beruhigen und einen Zustand innerer Stille zu erreichen.

Durch regelmäßige Meditation werden Sie gelassener, stressresistenter und können besser mit den Herausforderungen umgehen, die Ihnen begegnen. Durch die Regulierung des Nervensystems können wir eine bessere Balance zwischen Anspannung und Entspannung erreichen und die Nebennieren entlasten. Jedoch ist eine passende Meditationsroutine mehr als nur eine Technik, die wir anwenden. Es ist eine Zeit der Selbstfürsorge, in der Sie sich bewusst Zeit nehmen, um sich zu zentrieren und mit sich selbst in Verbindung zu treten. Es ist ein Akt der Liebe und Achtsamkeit für den Körper, den Geist und die Seele.

Bei einer guten Meditationsroutine sollten Sie sich über die Ziele, die Sie mit der Meditation erreichen möchten, klar sein, den richtigen Zeitpunkt sowie die passende Umgebung finden und auch gerne am Anfang mit verschiedenen Meditationsarten experimentieren, um die richtige für sich selbst zu finden und diese somit schnellstmöglich zu einer Routine werden zu lassen.

Tipps für die Schaffung einer gesunden Meditationsroutine

- Beginnen Sie mit kleinen Schritten und setzen Sie sich realistische Ziele für Ihre Meditationspraxis. Starten Sie zum Beispiel mit 5 Minuten am Tag und steigern Sie allmählich die Dauer, wenn Sie sich damit wohlfühlen. Eine regelmäßige Praxis ist wichtiger als eine lange Sitzung. Überfordern Sie sich nicht und passen Sie Ihre Ziele an Ihre individuellen Bedürfnisse und Zeitpläne an.

- Wählen Sie einen festen Zeitpunkt für Ihre Meditation aus, der in Ihren täglichen Zeitplan passt. Es kann hilfreich sein, die Meditation zu einer festen Gewohnheit zu machen, indem Sie sie jeden Tag zur gleichen Zeit praktizieren. Ob es am Morgen nach dem Aufwachen, in der Mittagspause oder vor dem Schlafengehen ist – finden Sie den Zeitpunkt, der für Sie am besten funktioniert, und halten Sie sich daran.

- Finden Sie einen ruhigen und ungestörten Ort für Ihre Meditation. Schaffen Sie eine angenehme Atmosphäre, indem Sie vielleicht eine Kerze anzünden, leise Musik spielen oder ätherische Öle verwenden. Achten Sie darauf, dass Sie bequem sitzen oder liegen können und dass Sie sich rundherum wohl und entspannt fühlen. Eine angenehme Umgebung kann dazu beitragen, dass Sie sich auf Ihre Meditation konzentrieren und tiefer in den meditativen Zustand eintauchen können.

Der Ernährungskompass

Die Auswahl der Lebensmittel spielt eine entscheidende Rolle für die Genesung der Nebennieren.

Die richtige Ernährung liegt in Ihrer Hand und bietet die Möglichkeit, Ihren Körper zu einem Tempel der Gesundheit und Vitalität zu machen. Sie erkunden die Welt der gesunden Ernährung und entdecken Schätze, die Ihre Nebennieren zum Strahlen bringen. Jede Mahlzeit wird zur Quelle der Heilung, während Sie die Symphonie der Nährstoffe genießen, die die Körperzellen in eine harmonische Melodie verwandeln. Willkommen in der Welt der gesunden und vitalstoffreichen Ernährung, wo jedes Gericht zu einem Beitrag zur Heilung wird.

Makronährstoffe

Makronährstoffe sind Nährstoffe, die in großen Mengen für den Körper benötigt werden und als Hauptenergielieferanten dienen. Sie umfassen Proteine, Kohlenhydrate und Fette. Eine ausgewogene Ernährung ist ein wahres Meisterwerk für den Körper und bei einer Nebennierenschwäche können die richtigen Makronährstoffe wahre Wunder bewirken. Wenn es darum geht, eine Nebennierenschwäche zu bewältigen, ist es entscheidend, den Blutzuckerspiegel stabil zu halten und somit zusätzlichen Stress zu vermeiden. Ein einfacher und dennoch kraftvoller Ansatz besteht darin, unverarbeitete Lebensmittel zu wählen und bei jeder Mahlzeit ausreichend Proteine zu sich zu nehmen. Stellen Sie sich vor, wie Ihr Körper jubelt, wenn er mit der nahrhaften Kraft von unverarbeiteten Lebensmitteln genährt wird, die mit einer Prise Proteine ergänzt werden.

Proteine sorgen nicht nur für eine langanhaltende Energiequelle, sondern helfen auch dabei, den Blutzuckerspiegel auf einem stabilen Niveau zu halten. Mageres Fleisch, frischer Fisch, Eier, Hülsenfrüchte und der sanfte Tofu sind die Hauptdarsteller dieser köstlichen Proteinsymphonie. Diese lebensspendenden Quellen halten den Zuckerspiegel in Schach und verhindern ein wildes Auf und Ab, das dem Körper zusätzlichen Stress bereiten könnte.

Doch wie können Sie eine sinnvolle Makronährstoffverteilung in Ihren Alltag integrieren? Es geht darum, ein Gleichgewicht zu finden, eine harmonische Sinfonie der Nährstoffe auf Ihrem Teller zu komponieren.

Empfehlung:

Etwa 30 bis 40 % der Kalorien sollten aus Proteinen bestehen, während 40 bis 50 % von ballaststoffreichen Kohlenhydraten erfüllt werden. Die verbleibenden 20 bis 30 % sollten sich als gesunde Fette präsentieren, die Sie mit ihrer himmlischen Pracht verzücken. Jeder dieser Makronährstoffe hat eine spezifische Kalorienmenge pro Gramm: Kohlenhydrate und Proteine liefern jeweils etwa 4 Kalorien pro Gramm, während Fette mit etwa 9 Kalorien pro Gramm energiereicher sind.

Vollkornprodukte, Obst und Gemüse, knackige Nüsse und Samen und die nährenden Fische, die uns ihre kostbaren Omega-3-Fettsäuren schenken – sie alle spielen eine Rolle in dieser außergewöhnlichen Symphonie der Makronährstoffe, um die Nebennieren zu unterstützen und den Hormonhaushalt wieder ins Gleichgewicht zu bringen.

Sie sollten bedenken, dass eine sinnvolle Makronährstoffverteilung nicht nur aus mathematischen Gleichungen besteht, sondern auch Individualität erfordert. Daher sollten Sie mit verschiedenen Lebensmitteln experimentieren, um herauszufinden, was am besten zu Ihnen passt. Eine einfache Möglichkeit, diese Ernährungsreise anzugehen, ist es, sich bewusst mit Ihrer Nahrungsauswahl auseinanderzusetzen. Dies ist ganz einfach: Sie beobachten, wie der Körper auf bestimmte Nahrungsmittel reagiert, und anschließend müssen Sie Ihre Erfahrungen festhalten. Dieser aufmerksame Blick auf Ihre individuellen Bedürfnisse wird dabei helfen, die Ernährung maßzuschneidern und die Nebennieren auf ihrem Weg zur Genesung zu begleiten.

Übersicht der Makronährstoffe:

Aspekte	Makronährstoffe
Definition	Erforderlich in größeren Mengen
Energiewert	Liefern direkte Energie (Kalorien)
Körperliche Bedeutung	Hauptbestandteile der Ernährung
Beispiele	Kohlenhydrate, Fette, Proteine
Funktion	Energielieferanten, Aufbau von Gewebe, Hormonproduktion
Täglicher Bedarf	In größeren Mengen erforderlich
Quellen	Getreide, Fleisch, Fisch, Milchprodukte

Mikronährstoffe

Es gibt da etwas ganz Besonderes, das oft übersehen wird – die Mikronährstoffe. Mikronährstoffe sind essenzielle Nährstoffe, die der Körper in geringen Mengen benötigt. Sie umfassen Vitamine, Mineralstoffe und Spurenelemente, die wichtige Funktionen im Körper erfüllen, wie z. B. die Unterstützung des Stoffwechsels, das Aufrechterhalten eines starken Immunsystems und die Förderung des Zellwachstums. Sie sind die stillen Helfer, die den Körper mit den notwendigen Bausteinen versorgen, um ein gesundes Leben zu führen. Wenn von einer ausgewogenen Ernährung die Rede ist, werden oft Makro- und Mikronährstoffe genannt. Während die Makronährstoffe uns Energie liefern, haben die Mikronährstoffe eine andere wichtige Aufgabe zu erfüllen. Sie sind die Feinschmecker des Körpers und tragen zu einer Vielzahl von lebenswichtigen Prozessen bei.

Mikronährstoffe sind wie ein unsichtbares Netzwerk im Körper, das sich um den Transport und die Verteilung der Nährstoffe kümmert. Egal, ob Sie Muskeln aufbauen möchten oder Körperfett reduzieren wollen, diese Vitalstoffe stehen einem immer zur Seite. Sie sind die stillen Regisseure, die hinter den Kulissen agieren und sicherstellen, dass alles reibungslos läuft. Sie unterstützen die Zellteilung, sorgen für ein gut funktionierendes Nervensystem und halten Ihren Energiehaushalt im Gleichgewicht.

Die Welt der Mikronährstoffe ist vielfältig. Sie umfassen eine große Bandbreite an Vitaminen, Mineralstoffen, Spurenelementen und sekundären Pflanzenstoffen. Diese Nährstoffe haben keine Energie, aber sie erfüllen spezifische Aufgaben, die für den Körper von entscheidender Bedeutung sind. Zu diesen zählen:

- Beta-Carotin
- Biotin
- Calcium
- Chrom
- Eisen
- essenzielle Fettsäuren
- Fluor
- Jod
- Kalium
- Kupfer
- Magnesium
- Mangan
- Natrium
- Phosphor
- Selen
- Vitamin A, B1, B2, B3, B5, B6, B9, B12, C, D, E und K
- Zink

Diese Stoffe sind in der Lage, Sie gesund und vital zu halten. Einige der Mikronährstoffe verdienen besondere Beachtung. Sie haben herausragende Talente, die den Körper in außergewöhnlicher Weise unterstützen. Vitamin B1 beispielsweise ist der Muskelbeschützer und Regenerationskünstler. Es hilft den Muskeln, ihre Kraft und Ausdauer zu bewahren. Vitamin B6 hingegen ist ein wahrer Protein-Syntheseexperte. Ohne dieses Vitamin können Krämpfe und Muskelprobleme auftreten. Vitamin E ist der ultimative Zellschützer. Es kämpft gegen oxidativen Stress und bewahrt die Zellen vor Schäden. Und dann gibt es noch Vitamin B9, auch bekannt als Folsäure, das vor allem für Schwangere von großer Bedeutung ist. Es ist an einer Vielzahl von Funktionen im Körper beteiligt und unterstützt das Wachstum und die Entwicklung des Babys.

Eine ausgewogene Ernährung ist der Schlüssel, um den Bedarf an Mikronährstoffen zu decken und die innere Mikronährstoff-Armee zu stärken. Sie sind in Obst, Gemüse, Vollkornprodukten, Nüssen, Samen, Fisch, magerem Fleisch und vielen anderen gesunden Lebensmitteln zu finden. Sie sind die funkelnden Edelsteine, die Ihre Mahlzeiten zum Strahlen bringen und Ihren Körper mit ihrer gesundheitsfördernden Kraft bereichern.

Dennoch gibt es Situationen, in denen der Bedarf an Mikronährstoffen erhöht ist. Intensives Training oder eine hohe körperliche Belastung können zu einem erhöhten Verlust an Mineralstoffen und Vitaminen führen. Sportler, die sich einseitig ernähren und Obst und Gemüse vernachlässigen, sind besonders gefährdet. In solchen Fällen kann eine gezielte Ergänzung sinnvoll sein, um mögliche Mängel auszugleichen und sicherzustellen, dass Ihr Körper alles hat, was er braucht, um auf Hochtouren zu laufen.

Der Körper ist also eine komplexe Maschine, die von Mikronährstoffen angetrieben wird. Diese sind die unsichtbaren Helden, die in jedem Zellverbund, jedem Nervenstrang und jedem Muskelgewebe wirken. Die Mikronährstoffe sollen nicht nur ein Name auf einer Liste sein, sie verhelfen mit ihrer vitalen Kraft dabei, den menschlichen Organismus zu durchdringen und die Gesundheit in jeder Zelle zu stärken.

Übersicht der Mikronährstoffe:

Aspekte	Mikronährstoffe
Definition	Erforderlich in kleinen Mengen
Energiewert	Liefern keine direkte Energie
Körperliche Bedeutung	Erfüllen spezifische Aufgaben im Körper
Beispiele	Vitamine, Mineralstoffe, Spurenelemente, sekundäre Pflanzenstoffe
Funktion	Unterstützung des Stoffwechsels, Zellfunktionen, Immunsystem, Enzymaktivität
Täglicher Bedarf	In kleinen Mengen erforderlich
Quellen	Obst, Gemüse, Vollkornprodukte, Nüsse

Häufigkeit der Mahlzeiten

Die Wahl der richtigen Häufigkeit und die richtige Zusammenstellung von Mahlzeiten können eine enorme Auswirkung auf die Gesundheit haben, insbesondere bei Menschen, die unter einer Nebennierenschwäche leiden. In diesem Abschnitt möchte ich Ihnen die Bedeutung von Mahlzeiten bei dieser Erkrankung näherbringen und Ihnen erzählen, wie Sie Ihren Speiseplan optimal gestalten können, um Ihr Wohlbefinden zu steigern.

Empfehlung:

- Die Häufigkeit der Mahlzeiten sollte individuell an den eigenen Lebensstil angepasst werden.

- Es gibt keine starren Regeln, ob man lieber drei größere Mahlzeiten oder fünf kleinere Mahlzeiten pro Tag bevorzugt.

- Wichtig ist, Pausen zwischen den Mahlzeiten einzulegen, um dem Körper Zeit zur Verdauung und Regeneration zu geben.

- Das Vermeiden von Snacks zwischen den Mahlzeiten hilft, die Balance im Körper aufrechtzuerhalten und die Verdauung nicht ständig zu belasten.

Sie sollten mit dem morgendlichen Ritual eines proteinreichen Frühstücks beginnen, das als absolutes „Must-Do“ gilt, um den gefährlichen Cortisolspiegel in Schach zu halten. Dieses Frühstück versorgt den Körper mit Energie. Zu einem proteinreichen Frühstück gehören Lebensmittel wie Eier, Proteine, Joghurt oder pflanzliche Proteinquellen sowie Nüsse und Mandeln. Sie versorgen den Körper mit den notwendigen Bausteinen, um Ihre Nebennieren zu unterstützen und den Tag mit Kraft zu beginnen.

Für das Mittagessen ist es ebenso wichtig, eine gesunde und ausgewogene Mahlzeit einzunehmen, die dem Körper die nötige Energie und ausreichend Nährstoffe liefert, um den restlichen Tag erfolgreich zu bewältigen. Auch hier sollten Sie proteinreiche Lebensmittel wie mageres Fleisch, Fisch, Hülsenfrüchte oder Tofu als Hauptbestandteil der Mahlzeit auswählen. Diese Zutaten können Sie dann perfekt mit einer Vielzahl von frischem Gemüse kombinieren, somit wird der Körper zugleich auch mit wichtigen Vitaminen und Mineralstoffen versorgt. Weiterhin dürfen auch komplexe Kohlenhydrate wie Vollkornprodukte einbezogen werden, um den Stoffwechsel anzukurbeln und eine langanhaltende Sättigung zu gewährleisten. Das Abendessen markiert den Abschluss eines erfolgreichen Tages und sollte ebenfalls mit Bedacht gewählt werden. Hier sollte auch auf leicht verdauliche Proteine wie Geflügel,

Fisch oder vegetarische Alternativen wie Quinoa oder Tofu zurückgegriffen werden. Diese sollten mit einer bunten Auswahl an gedünstetem Gemüse ergänzt werden, sodass dem Körper wichtige Ballaststoffe und Antioxidantien geliefert werden. Beim Abendessen sollten schwere und fettreiche Mahlzeiten vermieden werden, da diese den Verdauungsprozess belasten können. Stattdessen sollten Sie den Fokus auf leichte, ausgewogene und proteinreiche Optionen legen, die den Körper unterstützen und eine erholsame Nachtruhe ermöglichen.

Doch die Häufigkeit der Mahlzeiten richtet sich nicht nach starren Regeln, sondern nach dem individuellen Lebensstil. Jeder Mensch hat unterschiedliche Bedürfnisse und Vorlieben und es ist wichtig, dass wir die Mahlzeiten entsprechend anpassen. Einige bevorzugen fünf kleinere Mahlzeiten über den Tag verteilt, um den Stoffwechsel aktiv zu halten, während andere lieber drei größere Mahlzeiten genießen. Hier sollten Sie Ihren persönlichen Rhythmus finden und darauf achten, dass er zu Ihrem Lebensstil passt.

Doch egal, für welche Häufigkeit Sie sich entscheiden, es gibt eine wichtige Regel, die Sie niemals vernachlässigen sollten: Pausen zwischen den Mahlzeiten. Diese Pausen sind wie Oasen der Regeneration für Ihren Körper. Sie geben ihm Zeit, die Nährstoffe zu verarbeiten und zu absorbieren, und entlasten gleichzeitig Ihre Verdauungsorgane. Durch das Vermeiden von Snacks zwischen den Mahlzeiten bewahren Sie die harmonische Balance und verhindern, dass Ihr Körper ständig mit der Verdauung beschäftigt ist.

Wenn Sie also an einer Nebennierenschwäche leiden, dann können die Auswirkungen einer richtigen Mahlzeitenplanung bzw. Mahlzeitengestaltung enorm sein. Eine angepasste Häufigkeit, die sich an dem Lebensstil orientiert, sorgt dafür, dass der Körper kontinuierlich mit Energie versorgt wird. Die bewusste Einhaltung von Pausen zwischen den Mahlzeiten und das Vermeiden von Snacks stellen sicher, dass der Körper optimal funktionieren kann und man sich vital und ausgeglichen fühlt.

Eine Nebennierenschwäche kann Ihr Wohlbefinden beeinträchtigen, aber Sie haben die Macht, etwas dagegen zu tun. Durch eine bewusste Planung Ihrer Mahlzeiten und die Berücksichtigung der zuvor genannten Punkte, vor allem die Pauseneinhaltung sowie die Vermeidung von Snacks, können Sie Ihren Körper unterstützen und die Symptome einer Nebennierenschwäche enorm mildern und verbessern.

Entzündungshemmende Ernährung

Eine entzündungshemmende Ernährung gibt Ihrem Körper ein Gefühl der Harmonie und Ausgeglichenheit zurück. Bei einer Nebennierenschwäche spielt diese Ernährungsweise eine entscheidende Rolle, um die Entzündungsreaktionen im Körper zu reduzieren und den Heilungsprozess zu fördern.

Das Konzept des Säure-Basen-Haushalts bildet das Fundament dieser Ernährungsphilosophie.

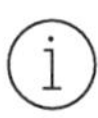

Definition: Säure-Basen-Haushalt

Der Säure-Basen-Haushalt bezieht sich auf das Gleichgewicht zwischen Säuren und Basen im Körper. Es ist ein regulierender Mechanismus, der sicherstellt, dass der pH-Wert des Blutes und der Gewebe innerhalb eines bestimmten Bereichs bleibt, um eine optimale physiologische Funktion aufrechtzuerhalten. Ein ausgewogener Säure-Basen-Haushalt ist wichtig für den Stoffwechsel, die Funktion von Organen und Enzymen sowie für das allgemeine Wohlbefinden.

Eine übersäuerte Umgebung im Körper kann Entzündungen begünstigen und die Nebennieren weiter belasten. Daher ist es wichtig, basische Lebensmittel zu wählen, die den Körper mit wichtigen Mineralstoffen und Antioxidantien versorgen.

Die antientzündliche Ernährung ist der Schlüssel, um die entzündlichen Prozesse im Körper einzudämmen und die Nebennieren zu entlasten. Zu den wichtigsten Bestandteilen einer antientzündlichen Ernährung gehören leuchtend grünes Blattgemüse wie Spinat oder Grünkohl, die den Körper mit entzündungshemmenden Antioxidantien und Vitaminen versorgen. Wie ein Garten voller prächtiger Blumen, die in voller Blüte stehen, bieten diese Lebensmittel einen wahren Schatz an Gesundheit und Wohlbefinden. Auch gesunde Fette wie Avocado, Olivenöl und Nüsse sind wie sanfte Brisen, die die entzündlichen Flammen beruhigen und eine harmonische Balance im Körper schaffen. Diese Fette sind reich an Omega-3-Fettsäuren, die Entzündungen reduzieren und das Herz-Kreislauf-System schützen können. Weiterhin ist auch der Verzehr von frischen Früchten und Beeren wie ein süßer Regen, der die Entzündungen löscht und dem Körper eine Fülle an Antioxidantien schenkt. Diese Antioxidantien helfen, freie Radikale zu neutralisieren und den Körper vor Schäden durch oxidative Stressoren zu schützen. Vor allem sollte der Körper auch bei der entzündungshemmenden Ernährung nur mit frischen und natürlichen Lebensmitteln versorgt werden, auch hier sollten verarbeitete Lebensmittel, raffinierter Zucker und gesättigte Fettsäuren komplett vermieden werden. Nachfolgend noch einmal auf einen Blick:

Überblick: Liste antientzündlicher Lebensmittel

- Grünes Blattgemüse wie Spinat und Grünkohl
- Gesunde Fette wie Avocado, Olivenöl und Nüsse
- Frische Früchte und Beeren
- Natürliche, unverarbeitete Lebensmittel
- Vermeidung von verarbeiteten Lebensmitteln, raffiniertem Zucker und gesättigten Fettsäuren

Eine antientzündliche Ernährung als Basis bei einer Nebennierenschwäche ist wie ein kompetenter Dirigent, der den Körper in einen Zustand der Ruhe und Genesung führt. Sie fördert die Heilung, reduziert Entzündungen und gibt den Nebennieren die Chance, sich zu regenerieren und zu stärken. Sie sollten hierbei beachten, dass eine antientzündliche Ernährung keine kurzfristige Lösung ist, sondern eine langfristige Verpflichtung, um die Gesundheit zu verbessern und die Nebennieren dauerhaft zu unterstützen.

INTERVALLFASTEN – EINE GUTE IDEE?

Definition: Intervallfasten

Intervallfasten ist eine Methode der Nahrungsaufnahme, bei der Perioden des Fastens mit Perioden des Essens abwechseln. Es gibt verschiedene Ansätze, aber die bekanntesten sind das 16:8-Protokoll und das 5:2-Protokoll. Das 16:8-Protokoll ist eine Form des Intervallfastens, bei der Sie täglich ein 8-stündiges Essensfenster haben und für die restlichen 16 Stunden fasten.

Das 5:2-Protokoll beinhaltet das regelmäßige Fasten an zwei nicht aufeinanderfolgenden Tagen pro Woche, während derer die Kalorienaufnahme auf etwa ein Viertel der normalen Menge reduziert wird, an den anderen fünf Tagen werden normale Mahlzeiten eingenommen. Diese Methode hat in den letzten Jahren an Beliebtheit gewonnen und es gibt Hinweise auf zahlreiche gesundheitliche Vorteile.

Beim Intervallfasten spielen Hormone eine bedeutende Rolle, da sie den Energiestoffwechsel, den Stressstoffwechsel und die allgemeine Stimmung kontrollieren. Der Körper schaltet in einen Überlebensmodus, um sein Gewicht zu halten und die kostbaren Fettreserven zu schützen. Dadurch steigt der Spiegel der Stresshormone Adrenalin und Cortisol an, während die Produktion von Sexualhormonen wie Östrogen und Progesteron beeinträchtigt werden kann. Dieses Hormonungleichgewicht kann den Menstruationszyklus, die Fruchtbarkeit und die Stimmung beeinflussen.

Östrogen spielt eine wichtige Rolle für den Stoffwechsel, die Gewichtsabnahme und die Regulation von Angst und Stress. Eine Störung des Östrogengleichgewichts kann negative Auswirkungen haben. Frauen können unter Problemen wie Wassereinlagerungen, Gewichtszunahme und Schlafstörungen leiden, wenn das Hormongleichgewicht durch das Intervallfasten gestört wird. Da die Hormonregulation bei Frauen komplexer ist als bei Männern, reagieren Frauen empfindlicher auf das Intervallfasten.

Um die Hormongesundheit beim Intervallfasten zu verbessern und die Vorteile optimal zu nutzen, sollten bestimmte Empfehlungen beachtet werden. Auf einen Blick:

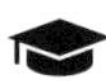

Empfehlungen für das Intervallfasten:

- Wählen Sie eine geeignete Intervallfastenmethode, z. B. das 16:8-Protokoll oder das 5:2-Protokoll.

- Begrenzen Sie die Essenszeit auf das festgelegte Zeitfenster und fasten Sie für den Rest des Tages.

- Achten Sie auf eine ausgewogene Ernährung während der Essensphasen und stellen Sie sicher, dass Sie ausreichend hydratisiert bleiben.

Es ist ratsam, nicht an aufeinanderfolgenden Tagen zu fasten und die Fastenzeit auf 12 bis 13 Stunden zu begrenzen. An Fastentagen ist moderates Training geeignet, während intensives Training vermieden werden sollte. Zudem sollte das Fasten während der Periode vermieden werden. Ausreichend Wasser zu trinken ist ebenfalls wichtig, um den Körper gut zu hydrieren. Die Ernährung sollte an die hormonellen Bedürfnisse angepasst werden, indem Sie auf entzündungsfördernde Stoffe wie Gluten, Zucker, Milchprodukte und rotes Fleisch verzichten.

Es ist entscheidend, auf den eigenen Körper zu hören und bei Bedarf die Fastenmethode anzupassen. Jede Frau reagiert unterschiedlich auf den Nahrungsverzicht, daher ist Achtsamkeit geboten. Frauen mit bestimmten gesundheitlichen Bedingungen sollten auf das Intervallfasten verzichten, z. B. bei Essstörungen, während der Schwangerschaft, Stillzeit oder bei Kinderwunsch, bei Schlafproblemen, einem niedrigen Blutdruck, Diabetes, Blutzuckerproblemen, Nebennierenschwäche oder Cortisol-Problemen, bei Einnahme von Medikamenten, Untergewicht oder Amenorrhö.

Abschließend ist es wichtig, zu betonen, dass ein gesundes Intervallfasten möglich ist, bei dem die hormonelle Gesundheit berücksichtigt und die Vorteile des Fastens optimal genutzt werden. Hierbei sollte jedoch nicht vergessen werden, dass das Frühstück eine entscheidende Rolle spielt. Ein gutes Frühstück am Morgen ist unerlässlich, um den Cortisolspiegel zu regulieren, da der Nahrungsverzicht für den Körper Stress bedeuten kann.

Exkurs: Was der Cortisolspiegel in unserem Körper bewirkt

Ein chronisch erhöhter Cortisolspiegel hat negative Auswirkungen auf die Gesundheit. Die Nebennieren werden überlastet und können nicht mehr ausreichend Cortisol produzieren. Dies kann zu Symptomen wie Müdigkeit, Erschöpfung, Schlafstörungen, Gewichtszunahme, Stimmungsschwankungen und eine beeinträchtigte Immunfunktion führen. Darüber hinaus kann ein dauerhaft erhöhter Cortisolspiegel auch andere negative Effekte haben. Es kann den Blutzuckerspiegel erhöhen, was das Risiko für Diabetes erhöhen kann. Es kann den Knochenabbau beschleunigen und das Risiko für Osteoporose erhöhen. Es kann auch die Magen-Darm-Funktion beeinflussen und zu Verdauungsproblemen führen.

Denn wenn das Frühstück ausgelassen wird, steigt der Cortisolspiegel bereits am Morgen unnötig an. Um diesen Effekt zu vermeiden, sollten Sie den Tag unbedingt mit einer ausgewogenen Mahlzeit beginnen. Ein gesundes Frühstück kann aus Vollkorngetreide, frischem Obst, Eiern, Joghurt oder gesunden Smoothies bestehen. Durch die Aufnahme von Nährstoffen am Morgen wird der Körper mit Energie versorgt und der Hormonspiegel ausgeglichen.

Das Intervallfasten kann also eine wirksame Methode sein, um Gewicht zu verlieren, den Stoffwechsel zu verbessern und die allgemeine Gesundheit zu fördern, jedoch nur mit der richtigen Herangehensweise und Beachtung der hormonellen Bedürfnisse. Durch die richtige und individuell angepasste Umsetzung können Sie dann die Vorteile dieser Methode genießen und eine gesunde und nachhaltige Lebensweise anstreben.

DER REZEPT-GUIDE

In diesem Rezept-Guide wird der Fokus auf unverarbeitete Lebensmittel, die Auswahl an Eiweißquellen und die nährstoffreiche Zusammensetzung der Gerichte gelegt. Denn je mehr Sie sich von den raffinierten, verarbeiteten Lebensmitteln fernhalten, desto besser können Sie dem Körper die Nährstoffe zuführen, die er wirklich braucht. Indem Sie frische, natürliche Zutaten wählen, kann sichergestellt werden, dass die Gerichte voller Vitamine, Mineralien und Antioxidantien stecken. Dies unterstützt nicht nur die allgemeine Gesundheit, sondern kann auch dabei helfen, die Nebennieren zu unterstützen und das Hormongleichgewicht zu fördern.

Bei der Zubereitung der Gerichte sollten Sie auch darauf achten, dass sie geschmackvoll und ansprechend sind. Denn wenn die Mahlzeiten nicht nur gesund, sondern auch lecker sind, werden wir motiviert sein, uns regelmäßig gesund zu ernähren. Nachfolgend finden Sie daher einige Anregungen für Ihren eigenen Alltag, die Sie verwenden können.

Leichte und proteinreiche Starter in den Tag

Spinat-Feta-Omelett

Fertig in: 15 Minuten
Portionen: 2 Portionen
Nährwerte: 280 kcal; 6 g Kohlenhydrate; 18 g Protein; 20 g Fett

Zutaten:

- 4 Eier
- 100 g frischer Spinat
- 50 g Feta
- 1 kleine Zwiebel
- 1 Knoblauchzehe
- 2 EL Olivenöl
- Salz, Pfeffer
- 2 Scheiben Vollkornbrot

Zubereitung:

- Als Erstes den frischen Spinat gründlich waschen und grob hacken, die Zwiebel und den Knoblauch schälen und fein hacken und das Vollkornbrot leicht braun toasten.
- Anschließend das Olivenöl in einer Pfanne erhitzen, die Zwiebel und den Knoblauch darin glasig anbraten, dann den gehackten Spinat hinzufügen und kurz mitbraten, bis er zusammengefallen ist.
- Danach die Eier in einer Schüssel verquirlen, mit Salz und Pfeffer würzen, die Eiermischung über den Spinat in die Pfanne gießen und den Feta zerbröckeln sowie gleichmäßig auf dem Omelett verteilen.
- Zuletzt das Omelett bei mittlerer Hitze stocken lassen und vorsichtig wenden. Dann das fertige Omelett in zwei Stücke schneiden und mit dem Brot servieren.

Leinsamen-Quark

Fertig in: 5 Minuten
Portionen: 1 Portion
Nährwerte: 160 kcal; 15 g Kohlenhydrate; 15 g Protein; 5 g Fett

Zutaten:
- 150 g Magerquark
- 1 EL Leinsamen
- 1 Handvoll gemischte Beeren (z. B. Himbeeren, Brombeeren, Heidelbeeren)
- 1 TL Honig

Zubereitung:
- Als Erstes den Magerquark in eine Schüssel geben und glatt rühren.
- Danach die Leinsamen über den Quark streuen und die gemischten Beeren hinzufügen.
- Anschließend den Honig darüberträufeln und alles gut miteinander vermengen.
- Zuletzt den Quark mit Leinsamen und Beeren servieren und genießen.

Quinoa-Frühstücksschale

Fertig in: 25 Minuten
Portionen: 1 Portion
Nährwerte: 250 kcal; 40 g Kohlenhydrate; 10 g Protein; 5 g Fett

Zutaten:

- ¼ Tasse Quinoa
- ½ Tasse Wasser
- ½ Tasse ungesüßte Mandelmilch
- 1 TL Honig oder Ahornsirup
- Handvoll gemischte Beeren
- 1 EL gehackte Nüsse (z. B. Mandeln, Walnüsse)
- Prise Zimt

Zubereitung:

- Als Erstes die Quinoa gründlich mit Wasser abspülen und in einem Topf mit Wasser zum Kochen bringen.
- Danach die Hitze reduzieren und die Quinoa abgedeckt für 15 Minuten köcheln lassen, bis sie weich ist und das Wasser absorbiert hat. Dann die Mandelmilch hinzufügen und weitere 5 Minuten köcheln lassen.
- Anschließend die gekochte Quinoa in eine Schüssel geben, mit dem Honig süßen und mit den gemischten Beeren sowie den gehackten Nüssen vermengen.
- Zuletzt mit etwas Zimt bestreuen und dann servieren und genießen.

Gesunde Snacks für unterwegs

Süßkartoffelwürfel

Fertig in: 30 Minuten
Portionen: 4 Portionen
Nährwerte: 120 kcal; 25 g Kohlenhydrate; 2 g Protein; 2 g Fett

Zutaten:

- 4 mittelgroße Süßkartoffeln
- 2 EL Olivenöl
- 1 TL Paprikapulver
- Salz, Pfeffer

Zubereitung:

- Als Erstes die Süßkartoffeln schälen und in kleine Würfel schneiden.
- Anschließend die Süßkartoffelwürfel mit Olivenöl und Paprikapulver vermengen.
- Danach die gewürzten Süßkartoffelwürfel auf einem Backblech verteilen.
- Zuletzt bei 200 °C Ober-/Unterhitze für ca. 20 Minuten backen, bis sie goldbraun und knusprig sind. Dann mit Salz und Pfeffer abschmecken und servieren.

Gebackene Auberginenscheiben

Fertig in: 25 Minuten
Portionen: 2 Portionen
Nährwerte: 90 kcal; 10 g Kohlenhydrate; 3 g Protein; 5 g Fett

Zutaten:

- 1 große Aubergine
- 2 EL Olivenöl
- 1 TL Paprikapulver
- Salz, Pfeffer

Zubereitung:

- Als Erstes die Aubergine waschen und in dünne Scheiben schneiden.
- Danach die Auberginenscheiben mit Olivenöl beträufeln und gleichmäßig verteilen. Dann das Paprikapulver darüberstreuen und mit Salz und Pfeffer würzen.
- Anschließend die Auberginenscheiben auf ein Backblech legen und bei 200 °C Ober-/Unterhitze für ca. 20 Minuten backen, bis sie goldbraun und weich sind.
- Zuletzt dann aus dem Backofen herausnehmen und servieren.

Zucchini-Sticks

Fertig in: 30 Minuten
Portionen: 4 Portionen
Nährwerte: 120 kcal; 10 g Kohlenhydrate; 4 g Protein; 8 g Fett

Zutaten:

- 2 mittelgroße Zucchini
- 2 Eier
- ½ Tasse Mandelmehl
- ¼ Tasse geriebener Parmesan
- 1 TL Knoblauchpulver
- 1 TL getrocknetes Basilikum
- Salz, Pfeffer

Zubereitung:

- Als Erstes den Backofen auf 200 °C Ober-/Unterhitze vorheizen und ein Backblech mit Backpapier auslegen. Die Zucchini waschen und in dünne Sticks schneiden.
- Anschließend in einer flachen Schale die Eier verquirlen und in einer anderen flachen Schale das Mandelmehl, den geriebenen Parmesan, das Knoblauchpulver, das getrocknete Basilikum, Salz und Pfeffer vermischen.
- Danach die Zucchini Sticks erst in den verquirlten Eiern wenden und dann in der Mandelmehl-Mischung panieren, sodass sie gut bedeckt sind. Dann die panierten Zucchini-Sticks auf das vorbereitete Backblech legen.
- Zuletzt für ca. 20 Minuten backen, bis sie goldbraun und knusprig sind. Dann aus dem Backofen nehmen und servieren.

Nährende Suppen

Karotten-Ingwer-Suppe

Fertig in: 25 Minuten
Portionen: 4 Portionen
Nährwerte: 120 kcal; 15 g Kohlenhydrate; 2 g Protein; 6 g Fett

Zutaten:

- 4 Karotten
- 1 Zwiebel
- 2 Knoblauchzehen
- 1 TL frisch geriebener Ingwer
- 1 EL Olivenöl
- 500 ml Gemüsebrühe
- Salz, Pfeffer
- 1 EL gehackte frische Petersilie

Zubereitung:

- Als Erstes die Karotten schälen und in Scheiben schneiden, die Zwiebel und die Knoblauchzehen schälen und fein hacken.
- Danach das Olivenöl in einem Topf erhitzen und die Zwiebel, den Knoblauch und den Ingwer darin anschwitzen, bis sie glasig sind. Dann die Karottenscheiben hinzufügen und kurz mitbraten.
- Anschließend die Gemüsebrühe hinzugießen und die Suppe zum Kochen bringen. Die Hitze reduzieren und die Suppe für ca. 15 bis 20 Minuten köcheln lassen, bis die Karotten weich sind.
- Zuletzt die Suppe pürieren, mit Salz und Pfeffer abschmecken, mit gehackter Petersilie garnieren und servieren.

Blumenkohl-Suppe mit Mandeln

Fertig in: 35 Minuten
Portionen: 4 Portionen
Nährwerte: 140 kcal; 12 g Kohlenhydrate; 5 g Protein; 9 g Fett

Zutaten:

- 1 Blumenkohl
- 1 Zwiebel
- 2 Knoblauchzehen
- 1 EL Olivenöl
- 500 ml Gemüsebrühe
- Salz, Pfeffer
- 50 g Mandeln
- 1 TL Kreuzkümmel
- 1 TL Paprikapulver
- 2 EL gehackte frische Petersilie

Zubereitung:

- Als Erstes den Blumenkohl in kleine Röschen teilen und die Zwiebel sowie die Knoblauchzehen schälen und fein hacken. Das Olivenöl in einem Topf erhitzen und die Zwiebel und den Knoblauch darin anschwitzen, bis sie glasig sind.
- Danach die Blumenkohlröschen hinzufügen und kurz mitbraten. Dann die Gemüsebrühe angießen und zum Kochen bringen. Die Hitze reduzieren und die Suppe für ca. 15 bis 20 Minuten köcheln lassen, bis der Blumenkohl weich ist.
- In der Zwischenzeit die Mandeln grob hacken und in einer Pfanne ohne Öl goldbraun rösten. Die gerösteten Mandeln mit Kreuzkümmel und Paprikapulver vermischen.
- Anschließend die Suppe vom Herd nehmen und mit einem Pürierstab oder in einem Mixer fein pürieren. Mit Salz und Pfeffer abschmecken und in Schüsseln anrichten.
- Zuletzt zum Servieren die gehackte Petersilie und die gerösteten Mandeln über die Blumenkohlsuppe streuen.

Spinat-Kartoffel-Suppe

Fertig in: 35 Minuten
Portionen: 4 Portionen
Nährwerte: 200 kcal; 25 g Kohlenhydrate; 7 g Protein; 7 g Fett

Zutaten:

- 500 g frischer Spinat
- 4 Kartoffeln
- 1 Zwiebel
- 2 Knoblauchzehen
- 1 EL Olivenöl
- 500 ml Gemüsebrühe
- Salz, Pfeffer
- 1 TL getrockneter Thymian
- 2 EL gehackte frische Petersilie

Zubereitung:

- Als Erstes den Spinat gründlich waschen und grob hacken. Die Kartoffeln schälen und in kleine Würfel schneiden. Die Zwiebel und die Knoblauchzehen schälen und fein hacken. Das Olivenöl in einem Topf erhitzen und die Zwiebel und den Knoblauch darin anschwitzen, bis sie glasig sind.
- Danach die Kartoffelwürfel hinzufügen und kurz mitbraten. Dann die Gemüsebrühe angießen, zum Kochen bringen und dann die Hitze reduzieren. Die Suppe für ca. 15 bis 20 Minuten köcheln lassen, bis die Kartoffeln weich sind.
- Anschließend den gehackten Spinat zur Suppe geben und für ca. 3 bis 4 Minuten mitkochen, bis er zusammenfällt. Dann die Suppe vom Herd nehmen und mit einem Pürierstab oder in einem Mixer fein pürieren. Mit Salz, Pfeffer und getrocknetem Thymian würzen.
- Zuletzt die gehackte Petersilie unterrühren und die Spinat-Kartoffel-Suppe in Schüsseln anrichten.

Köstliche und leichte Hauptmahlzeiten

Hühnchen-Curry

Fertig in: 40 Minuten
Portionen: 4 Portionen
Nährwerte: 300 kcal; 15 g Kohlenhydrate; 25 g Protein; 15 g Fett

Zutaten:
- 500 g Hähnchenbrustfilet
- 1 Zwiebel
- 2 Knoblauchzehen
- 1 rote Paprika
- 1 Zucchini
- 1 Dose Kokosmilch
- 2 EL Currypulver
- 2 EL Olivenöl
- Salz, Pfeffer

Zubereitung:
- Als Erstes das Hähnchenbrustfilet in mundgerechte Stücke schneiden und die Zwiebel sowie die Knoblauchzehen schälen und fein hacken. Die rote Paprika in Streifen schneiden und die Zucchini in Scheiben schneiden.
- Danach in einer Pfanne das Olivenöl erhitzen und die Zwiebeln und den Knoblauch darin anbraten, bis sie glasig sind. Das Hähnchenbrustfilet hinzufügen und von allen Seiten anbraten, bis es goldbraun ist.
- Anschließend Paprika und Zucchini hinzufügen und für ca. 5 Minuten mitbraten. Dann das Currypulver darüberstreuen und gut vermischen. Die Kokosmilch dazugießen und alles bei mittlerer Hitze für ca. 15 bis 20 Minuten köcheln lassen, bis das Hühnchen gar und die Sauce eingedickt ist.
- Zuletzt mit Salz und Pfeffer abschmecken und servieren.

Bunter Gemüsesalat

Fertig in: 15 Minuten
Portionen: 2 Portionen
Nährwerte: 100 kcal; 12 g Kohlenhydrate; 4 g Protein; 4 g Fett

Zutaten:
- 1 gelbe Paprika
- ½ Zucchini
- 1 Karotte
- ¼ rote Zwiebel
- 2 EL Olivenöl
- 1 EL Weißweinessig
- 1 EL gehackte frische Kräuter (z. B. Petersilie, Schnittlauch, Basilikum)
- Salz, Pfeffer

Zubereitung:
- Als Erstes die gelbe Paprika entkernen und in Streifen schneiden. Die Zucchini sowie die Karotte in dünne Scheiben schneiden und die rote Zwiebel in feine Ringe schneiden.
- Danach Paprikastreifen, Zucchinischeiben, Karottenscheiben und Zwiebelringe in eine Schüssel geben.
- Anschließend das Olivenöl, den Weißweinessig und die gehackten frischen Kräuter hinzufügen, gut vermengen und mit Salz und Pfeffer abschmecken.
- Zuletzt alles gut vermengen und sofort servieren.

Muscheln in Tomatensoße

Fertig in: 25 Minuten
Portionen: 2 Portionen
Nährwerte: 220 kcal; 15 g Kohlenhydrate; 20 g Protein; 10 g Fett

Zutaten:

- 500 g Miesmuscheln
- 2 Tomaten
- 1 Zwiebel
- 2 Knoblauchzehen
- 1 EL Olivenöl
- 100 ml Gemüsebrühe
- 1 TL gehackte frische Petersilie
- Salz, Pfeffer

Zubereitung:

- Als Erstes die Miesmuscheln gründlich unter kaltem Wasser abspülen und eventuell vorhandene Bärte entfernen. Die Tomaten waschen und würfeln und die Zwiebel sowie den Knoblauch schälen und fein hacken.
- Anschließend in einem Topf das Olivenöl erhitzen und die Zwiebel und den Knoblauch darin anschwitzen, bis sie glasig sind. Dann die gewürfelten Tomaten hinzufügen und kurz mitbraten.
- Danach die Gemüsebrühe in den Topf gießen und zum Kochen bringen. Dann die Miesmuscheln in den Topf geben, den Deckel schließen und für ca. 5 bis 7 Minuten dämpfen, bis sie sich geöffnet haben.
- Zuletzt die gedämpften Muscheln mit Tomatensauce auf Tellern anrichten, mit gehackter Petersilie bestreuen und mit Salz und Pfeffer würzen. Im Anschluss kann serviert werden.

Gemüse-Bulgur-Pfanne

Fertig in: 30 Minuten
Portionen: 4 Portionen
Nährwerte: 280 kcal; 40 g Kohlenhydrate; 10 g Protein; 8 g Fett

Zutaten:

- 1 Tasse Bulgur
- 2 Tassen Gemüsebrühe
- 1 Zucchini
- 1 gelbe Paprika
- 1 Karotte
- 1 Zwiebel
- 2 Knoblauchzehen
- 2 EL Olivenöl
- 1 TL Paprikapulver
- 1 TL Kreuzkümmel
- 1 TL getrockneter Oregano
- Salz, Pfeffer

Zubereitung:

- Als Erstes den Bulgur in der Gemüsebrühe nach Packungsanweisung garen und die Zucchini, die gelbe Paprika sowie die Karotte in Würfel schneiden. Die Zwiebel und die Knoblauchzehen schälen und fein hacken.
- Danach in einer großen Pfanne das Olivenöl erhitzen und die Zwiebel und den Knoblauch darin anbraten, bis sie glasig sind. Dann Zucchini, Paprika und Karotte hinzufügen und für ca. 5 Minuten braten, bis das Gemüse bissfest ist.
- Anschließend den gegarten Bulgur zu dem Gemüse in die Pfanne geben, Paprikapulver, Kreuzkümmel und getrockneten Oregano dazugeben und alles gut vermischen und weiterbraten, bis der Bulgur heiß ist.
- Zuletzt die Gemüse-Bulgur-Pfanne mit Salz und Pfeffer abschmecken, auf Teller verteilen und servieren.

Veggie World

Linsen-Curry

Fertig in: 30 Minuten
Portionen: 4 Portionen
Nährwerte: 250 kcal; 40 g Kohlenhydrate; 12 g Protein; 6 g Fett

Zutaten:
- 200 g rote Linsen
- 1 Zwiebel
- 2 Knoblauchzehen
- 1 rote Paprika
- 1 Zucchini
- 1 Dose gehackte Tomaten
- 400 ml Kokosmilch
- 2 TL Currypulver
- Salz, Pfeffer
- Olivenöl

Zubereitung:
- Als Erstes die roten Linsen gründlich waschen und die Zwiebel sowie den Knoblauch schälen und fein hacken. Die Paprika und die Zucchini in kleine Würfel schneiden.
- Danach das Olivenöl in einem Topf erhitzen und Zwiebel sowie den Knoblauch darin anbraten. Dann Paprika und Zucchini hinzufügen und kurz mitbraten.
- Anschließend die roten Linsen, die gehackten Tomaten, die Kokosmilch und das Currypulver dazugeben und mit Salz und Pfeffer würzen. Das Curry bei mittlerer Hitze für etwa 20 Minuten köcheln lassen, bis die Linsen weich sind und das Gemüse gar ist.
- Zuletzt nochmals mit Salz und Pfeffer abschmecken, auf Tellern anrichten und servieren.

Vegane Gemüse-Tofu-Pfanne

Fertig in: 20 Minuten
Portionen: 2 Portionen
Nährwerte: 300 kcal; 25 g Kohlenhydrate; 15 g Protein; 15 g Fett

Zutaten:

- 200 g fester Tofu
- 1 rote Paprika
- 1 gelbe Paprika
- 1 Zucchini
- 1 kleine Zwiebel
- 2 Knoblauchzehen
- 2 EL Sojasauce
- 1 EL Ahornsirup
- 1 TL geräuchertes Paprikapulver
- 1 TL gemahlener Kreuzkümmel
- 2 EL Olivenöl
- Salz, Pfeffer

Zubereitung:

- Als Erstes den Tofu in kleine Würfel schneiden und die Paprika sowie die Zucchini in Streifen schneiden. Die Zwiebel und den Knoblauch schälen und fein hacken.
- Danach in einer Schüssel Sojasauce, Ahornsirup, geräuchertes Paprikapulver und gemahlenen Kreuzkümmel vermischen. Das Olivenöl in einer Pfanne erhitzen und die Zwiebel und den Knoblauch darin anbraten.
- Anschließend den Tofu hinzufügen und für einige Minuten anbraten, bis er leicht knusprig ist. Dann die Paprika- und Zucchinistreifen in die Pfanne geben und für weitere 5 bis 7 Minuten braten, bis das Gemüse bissfest ist.
- Zuletzt die Sojasauce-Gewürzmischung dazugeben, alles gut vermischen, mit Salz und Pfeffer abschmecken und servieren.

Gefüllte Paprika

Fertig in: 45 Minuten
Portionen: 4 Portionen
Nährwerte: 320 kcal; 45 g Kohlenhydrate; 10 g Protein; 12 g Fett

Zutaten:

- 4 Paprikaschoten
- 1 Tasse gekochte Quinoa
- 1 Zwiebel
- 2 Knoblauchzehen
- 1 Zucchini
- 1 Tomate
- ½ Tasse Mais
- 1 TL Paprikapulver
- 1 TL Kreuzkümmel
- 1 TL Oregano
- 2 EL Olivenöl
- Salz, Pfeffer

Zubereitung:

- Als Erstes die Paprikaschoten halbieren, entkernen und waschen. Die Zwiebel, die Knoblauchzehen, die Zucchini und die Tomate fein hacken. In einer Pfanne das Olivenöl erhitzen und die Zwiebel sowie den Knoblauch darin anbraten, bis sie glasig sind.
- Danach Zucchini und Tomate hinzufügen und für etwa 5 Minuten braten. Die gekochte Quinoa, den Mais, das Paprikapulver, den Kreuzkümmel und den Oregano in die Pfanne geben und alles gut vermischen. Mit Salz und Pfeffer abschmecken.
- Anschließend die Paprikahälften mit der Quinoa-Gemüse-Füllung füllen und auf ein mit Backpapier ausgelegtes Backblech legen. Dann die gefüllten Paprikaschoten im vorgeheizten Backofen bei 180 °C Ober-/Unterhitze für ca. 25 bis 30 Minuten backen, bis sie weich sind.
- Zuletzt die gefüllten Paprika mit Quinoa auf Teller geben und servieren.

Vitalstoffreiche Smoothies

Beeren-Chia-Smoothie

Fertig in: 5 Minuten
Portionen: 1 Portion
Nährwerte: 140 kcal; 20 g Kohlenhydrate; 5 g Protein; 5 g Fett

Zutaten:
- 1 Handvoll gemischte Beeren (z. B. Erdbeeren, Blaubeeren, Himbeeren)
- 200 ml ungesüßte Mandelmilch
- 1 EL Chiasamen
- 1 TL Honig

Zubereitung:
- Als Erstes die gemischten Beeren in den Mixer geben.
- Danach die ungesüßte Mandelmilch, die Chiasamen und den Honig hinzufügen.
- Anschließend alles gut mixen, bis eine glatte Konsistenz erreicht ist.
- Zuletzt in ein Glas gießen und sofort servieren.

Avocado-Kiwi-Smoothie

Fertig in: 5 Minuten
Portionen: 1 Portion
Nährwerte: 180 kcal; 20 g Kohlenhydrate; 4 g Protein; 10 g Fett

Zutaten:
- 1 reife Avocado
- 1 Kiwi
- 200 ml ungesüßte Mandelmilch
- 1 TL Honig

Zubereitung:
- Als Erstes die Avocado schälen, entkernen und in den Mixer geben. Die Kiwi schälen und halbieren.
- Danach die Kiwi, die ungesüßte Mandelmilch und den Honig hinzufügen.
- Anschließend alles gut mixen, bis eine cremige Konsistenz erreicht ist.
- Zuletzt in ein Glas gießen und sofort servieren.

Pflaumen-Haferflocken-Smoothie

Fertig in: 5 Minuten
Portionen: 1 Portion
Nährwerte: 160 kcal; 30 g Kohlenhydrate; 4 g Protein; 3 g Fett

Zutaten:
- 2 reife Pflaumen
- 2 EL Haferflocken
- 200 ml ungesüßte Mandelmilch
- 1 TL Honig

Zubereitung:
- Als Erstes die Pflaumen waschen, entsteinen und in den Mixer geben.
- Danach die Haferflocken, die ungesüßte Mandelmilch und den Honig hinzufügen.
- Anschließend alles gut mixen, bis eine cremige Konsistenz erreicht ist. Zuletzt in ein Glas gießen und sofort servieren.

Desserts – gesund und zuckerfrei

Bananen-Haferflocken-Kekse

Fertig in: 30 Minuten
Portionen: 12 Kekse
Nährwerte: 120 kcal; 20 g Kohlenhydrate; 3 g Protein; 3 g Fett

Zutaten:
- 2 reife Bananen
- 100 g Haferflocken
- 2 EL gehackte Nüsse (z. B. Mandeln oder Walnüsse)
- 1 TL Zimt

Zubereitung:
- Als Erstes die Bananen schälen und in einer Schüssel zerdrücken. Die Haferflocken, die gehackten Nüsse und den Zimt zu den zerdrückten Bananen geben und gut vermischen.
- Anschließend die Masse zu kleinen Keksen formen und auf ein mit Backpapier ausgelegtes Backblech legen.
- Danach die Bananen-Haferflocken-Kekse bei 180 °C Ober-/Unterhitze im vorgeheizten Backofen für ca. 20 Minuten backen, bis sie goldbraun sind.
- Zuletzt die Kekse abkühlen lassen und servieren.

Avocado-Schoko-Mousse

Fertig in: 10 Minuten
Portionen: 2 Portionen
Nährwerte: 200 kcal; 15 g Kohlenhydrate; 4 g Protein; 15 g Fett

Zutaten:

- 1 reife Avocado
- 2 EL ungesüßter Kakao
- 1 TL Honig
- 1 TL Vanilleextrakt

Zubereitung:

- Als Erstes die reife Avocado halbieren, den Kern entfernen und das Fruchtfleisch in eine Schüssel geben.
- Danach die Avocado mit einem Löffel oder Pürierstab pürieren, bis eine cremige Konsistenz entsteht.
- Anschließend den ungesüßten Kakao, den Honig und das Vanilleextrakt zur Avocado geben und gut vermengen.
- Zuletzt die Avocado-Schoko-Mousse in Dessertschälchen füllen und sofort servieren.

Apfel-Zimt-Crumble

Fertig in: 40 Minuten
Portionen: 2 Portionen
Nährwerte: 200 kcal; 30 g Kohlenhydrate; 4 g Protein; 8 g Fett

Zutaten:

- 2 Äpfel
- 1 TL Zitronensaft
- 1 TL Honig
- 50 g Haferflocken
- 1 TL gemahlener Zimt
- 1 EL Mandelmehl

Zubereitung:

- Als Erstes die Äpfel schälen, entkernen und in kleine Würfel schneiden. Dann die Apfelwürfel mit Zitronensaft und Honig vermengen.
- Danach die Haferflocken, den gemahlenen Zimt und das Mandelmehl in einer Schüssel mischen. Die Apfelwürfel in eine Auflaufform geben und die Haferflockenmischung darüberstreuen.
- Anschließend den Apfel-Zimt-Crumble bei 180 °C Ober-/Unterhitze im vorgeheizten Backofen für ca. 30 Minuten backen, bis die Oberfläche goldbraun ist.
- Zuletzt den Apfel-Zimt-Crumble leicht abkühlen lassen und servieren.

Pflanzliche Hilfe

Die Welt der Pflanzen, insbesondere die adaptogenen Heilpflanzen, können dabei helfen, die Nebennieren zu stärken und die Herausforderungen der Nebennierenschwäche zu bewältigen.

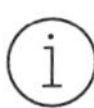

Definition: adaptogene Pflanzen

Adaptogene Pflanzen gehören einer speziellen Pflanzengruppe an, die dazu beitragen kann, den Körper bei der Bewältigung von Stress und der Anpassung an schwierige Bedingungen zu unterstützen. Sie enthalten natürliche Verbindungen, bekannt als Adaptogene, die in der Lage sind, den Körper zu normalisieren und zu stabilisieren, indem sie die Reaktion auf Stress regulieren und die Widerstandsfähigkeit gegenüber physischen und psychischen Belastungen erhöhen. Adaptogene Pflanzen finden häufig Verwendung in der traditionellen Medizin und gelten als natürliche Hilfsmittel zur Förderung des allgemeinen Wohlbefindens und zur Bewältigung von Stress.

Die Welt der adaptogenen Pflanzen ist reich an Vielfalt und jede einzelne von ihnen trägt eine einzigartige Schwingung, die uns dabei helfen kann, das Gleichgewicht wiederzufinden. Tauchen Sie ein in ihre wundersamen Eigenschaften und nutzen Sie ihre unterstützende Kraft, um Ihre Nebennieren zu stärken. Lassen Sie sich von der Weisheit der Natur inspirieren und erfahren Sie, wie diese adaptogenen Heilpflanzen uns auf dem Weg zu einem Leben voller Vitalität und innerer Harmonie begleiten können.

Es kommt auf das Gesamtbild an!

Bei einer Nebennierenschwäche ist es von entscheidender Bedeutung, das Gesamtbild zu betrachten und die Grundpfeiler der Gesundheit zu stärken. Eine ausgewogene Ernährung, ausreichender Schlaf und positive Lebensgewohnheiten bilden das Fundament für eine optimale Unterstützung der Nebennieren.

Der Punkt Ernährung, der nun schon mehrmals erwähnt wurde, spielt eine zentrale Rolle bei der Bewältigung einer Nebennierenschwäche und darf bei der Betrachtung des Gesamtfeldes auf keinen Fall vergessen werden. Es ist wichtig, auf eine ausgewogene und nährstoffreiche Ernährung zu achten, die den Körper mit allen notwendigen Bausteinen versorgt. Die in diesem Buch bereits erwähnten Nahrungsmittel liefern wichtige Vitamine, Mineralien und Antioxidantien, die den Körper bei der Regeneration und dem Energiehaushalt unterstützen. Die Auswahl der Lebensmittel sollte individuell angepasst werden, um mögliche Nahrungsmittelunverträglichkeiten oder Allergien zu berücksichtigen.

Auch der Schlaf ist ein weiterer Schlüssel zur Unterstützung der Nebennierenfunktion. Die bereits erwähnten ausreichenden Ruhephasen ermöglichen es den Nebennieren, sich zu regenerieren und die Hormonproduktion auszugleichen. Eine gute Schlafhygiene ist daher von großer Bedeutung. Es ist ratsam, eine regelmäßige Schlafenszeit einzuplanen und für ein ruhiges und angenehmes Schlafumfeld zu sorgen. Auch ein regelmäßiger Schlaf-Wach-Rhythmus und eine angenehme Schlafumgebung sind wichtig, um einen erholsamen Schlaf zu fördern. Entspannungstechniken wie Meditation, Atemübungen oder Yoga können ebenfalls hilfreich sein, um den Geist zur Ruhe kommen zu lassen und einen erholsamen Schlaf zu fördern.

Neben Ernährung und Schlaf sind auch positive Lebensgewohnheiten von großer Bedeutung. Stressbewältigung spielt hier eine entscheidende Rolle. Stress hat einen direkten Einfluss auf die Nebennieren und kann zu einer weiteren Belastung führen. Es ist wichtig, Stressfaktoren zu identifizieren und effektive Strategien zur Stressbewältigung zu entwickeln. Dazu gehören zum Beispiel regelmäßige Pausen, körperliche Aktivität, Entspannungstechniken oder das Ermöglichen von Hobbys und Freizeitaktivitäten, die Freude bereiten.

Die Nahrungsergänzungsmittel und andere unterstützende Maßnahmen sollten immer nur als Ergänzung zu den Grundpfeilern Ernährung, Schlaf und Lebensgewohnheiten betrachtet werden. Sie können dazu beitragen, bestimmte Nährstoffdefizite auszugleichen oder den Körper in seiner Funktion zu unterstützen, sollten aber niemals die Hauptrolle spielen. Die Fokussierung auf eine ganzheitliche Herangehensweise und die Integration gesunder Gewohnheiten in den Alltag sind entscheidend für langfristige Erfolge.

Exkurs: Was sind Nahrungsergänzungsmittel?

Nahrungsergänzungsmittel sind Produkte, die dazu dienen, die Ernährung zu ergänzen und bestimmte Nährstoffe oder bioaktive Substanzen in konzentrierter Form bereitzustellen. Sie werden in Form von Pillen, Kapseln, Pulvern, Tabletten oder flüssigen Präparaten eingenommen und enthalten typischerweise Vitamine, Mineralstoffe, Spurenelemente, Aminosäuren, Enzyme, Pflanzenextrakte oder andere Substanzen, die einen ernährungsphysiologischen oder gesundheitsfördernden Effekt haben können.

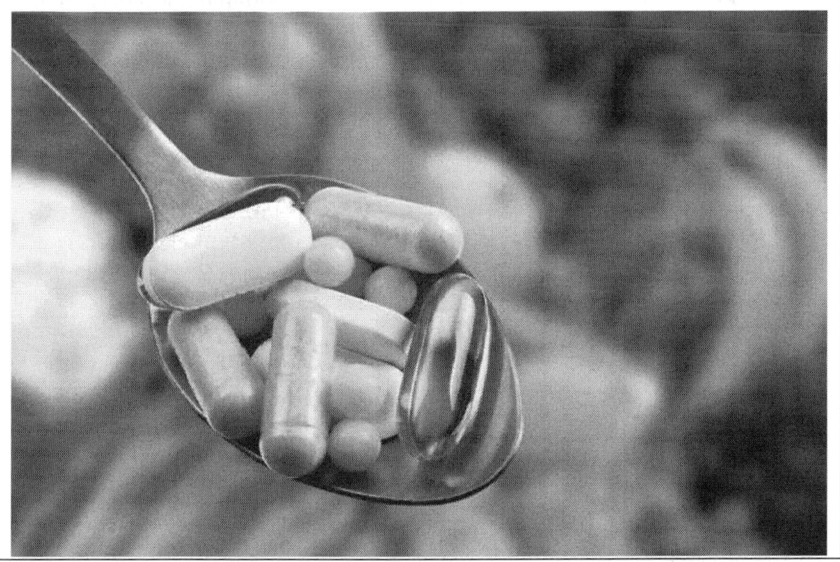

Der Weg zur Bewältigung einer Nebennierenschwäche mag herausfordernd sein, aber es gibt Hoffnung. Sie müssen das Gesamtbild betrachten und die Grundpfeiler Ernährung, Schlaf und Lebensgewohnheiten in den Mittelpunkt stellen, dadurch wird man einen positiven Einfluss auf die Nebennieren und den gesamten Körper haben. Es ist eine ganzheitliche Herangehensweise, die den Weg zur Gesundung bei einer Nebennierenschwäche ebnet.

ADAPTOGENE HEILPFLANZEN – WIE SIE HELFEN KÖNNEN

Adaptogene Heilpflanzen sind keine Neuheit der modernen Zeit. Im Gegenteil, seit Jahrtausenden finden sie sowohl in der Traditionellen Chinesischen Medizin als auch im indischen Ayurveda Anwendung. Der Begriff „Adaptogene" wurde letztlich vom russischen Pharmakologen Nicolai V. Lazarev (1895–1947) im Jahr 1947 geprägt. Er beschreibt biologisch aktive Substanzen aus Pflanzen, die uns helfen, uns körperlich und emotional an herausfordernde Lebenssituationen anzupassen. Der Begriff leitet sich vom lateinischen Wort „adaptare", was auf Deutsch „anpassen" bedeutet, ab.

Diese adaptogenen Heilpflanzen sind wahre Wunderwerke der Natur. Sie enthalten spezielle Verbindungen, die eine einzigartige Fähigkeit besitzen, dem Körper dabei zu helfen, mit Stress umzugehen und sich zu regenerieren. Sie unterstützen die Nebennieren, die bei einer Nebennierenschwäche besonders belastet sein können, und fördern so das allgemeine Wohlbefinden.

Eine beliebte Art der Anwendung von Adaptogenen ist die Pulverform. Dieses Pulver kann ganz einfach in Gerichte und Getränke gemischt werden und verleiht ihnen eine zusätzliche gesundheitsfördernde Komponente. Die Vielfalt der adaptogenen Heilpflanzen bietet dabei eine breite Palette an Geschmacksrichtungen und Anwendungsmöglichkeiten. Sie können sich beispielsweise einen wohltuenden Adaptogen-Tee zubereiten oder das Pulver in Smoothies und Säften verarbeiten.

Eine weitere Option ist die Einnahme von Adaptogenen in Kapselform. Diese Kapseln enthalten konzentrierte Extrakte der Heilpflanzen und ermöglichen eine einfache und genaue Dosierung. Sie sind besonders praktisch für unterwegs und können problemlos in den Alltag integriert werden. Egal, ob zu Hause oder auf Reisen, die Adaptogen-Kapseln sind immer griffbereit und bieten eine effektive Unterstützung für Körper und Geist.

Die Wirkung der adaptogenen Heilpflanzen ist vielfältig. Sie helfen nicht nur dabei, Stress abzubauen und die Widerstandskraft des Körpers zu stärken, sondern sie können auch den Energiehaushalt ausgleichen, die geistige Klarheit verbessern und das Immunsystem unterstützen. Jede adaptogene Pflanze hat ihre eigenen spezifischen Eigenschaften und Vorteile, sodass für jeden individuellen Bedarf das passende Adaptogen gefunden werden kann.

Bei einer Nebennierenschwäche ist es besonders wichtig, auf eine ganzheitliche Unterstützung des Körpers zu achten. Die adaptogenen Heilpflanzen bieten hier eine natürliche Lösung, um die Nebennierenfunktion zu verbessern und das Gleichgewicht im Körper wiederherzustellen. Durch ihre anpassungsfähigen Eigenschaften helfen sie, die Belastung auf die Nebennieren zu verringern und die Regeneration zu fördern.

Die adaptogenen Heilpflanzen wirken nicht nur auf körperlicher Ebene, sondern auch auf emotionaler und mentaler Ebene. Sie helfen dabei, den Geist zu beruhigen und Stress abzubauen. In Zeiten großer Belastung können sie uns dabei unterstützen, ruhig und gelassen zu bleiben und einen klaren

Kopf zu bewahren. Sie stärken die Resilienz und geben uns die Kraft, schwierige Situationen zu bewältigen.

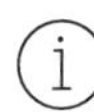

Definition: Resilienz

Resilienz bezeichnet die Fähigkeit eines Menschen, schwierige Lebenssituationen, Stress oder traumatische Ereignisse zu bewältigen und sich dennoch positiv anzupassen. Es geht um die psychische Widerstandskraft und die Fähigkeit, trotz Herausforderungen und Rückschlägen weiterhin gut funktionieren zu können.

Diese wunderbaren Pflanzen bieten eine Vielzahl an Vorteilen für Menschen, die unter einer Nebennierenschwäche leiden. Sie helfen dabei, das hormonelle Gleichgewicht wiederherzustellen und die Energieproduktion im Körper anzukurbeln. Durch ihre regulierende Wirkung auf die Nebennieren können sie Symptome wie Müdigkeit, Erschöpfung und Schlafstörungen lindern. Die Anwendung von adaptogenen Heilpflanzen ist nicht nur eine wirksame Unterstützung bei Nebennierenschwäche, sondern auch eine ganzheitliche Methode, um das allgemeine Wohlbefinden zu fördern. Sie sind ein Geschenk der Natur, das uns hilft, die Gesundheit und Vitalität zu erhalten.

Bei der Auswahl der adaptogenen Heilpflanzen ist es wichtig, auf Qualität und Reinheit zu achten. Es gibt eine Vielzahl von Pflanzen, die als Adaptogene gelten, darunter Ashwagandha, Cordyceps, Ginseng, Reishi, Maca und Tulsi. Jede dieser Pflanzen hat ihre eigenen einzigartigen Eigenschaften und Wirkungen. Diese Pflanzen werden auch in den folgenden Kapiteln noch näher beschrieben.

Überblick der Adaptogene gegen Stress und organische Probleme

Ashwagandha

Allgemeines:

Ashwagandha, auch bekannt als der „König der ayurvedischen Kräuter", ist eine Heilpflanze, die eine wohltuende Wirkung auf die Nebennierenschwäche entfaltet.

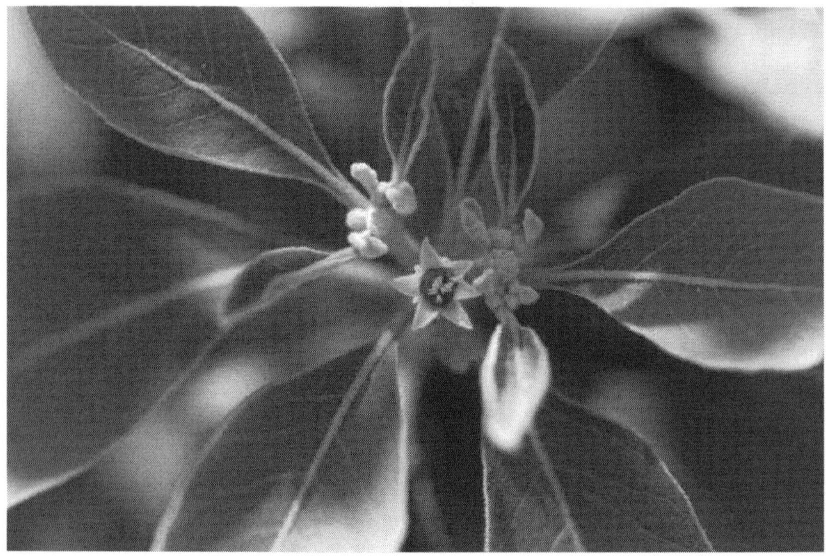

Wirkung:

Diese bemerkenswerte Pflanze, wissenschaftlich bekannt als Withania somnifera, hat die Fähigkeit, den Cortisolspiegel zu senken, der oft bei Menschen mit Nebennierenschwäche erhöht ist. Durch die Regulierung dieses Stresshormons bringt Ashwagandha innere Ruhe und Gelassenheit mit sich. Es schafft einen harmonischen Ausgleich im Körper und beruhigt den Geist, der oft von Angstzuständen geplagt wird.

Neben der Fähigkeit, Stress abzubauen, ist Ashwagandha auch ein kraftvolles Mittel zur Stärkung des Immunsystems. Es fördert die körpereigene Abwehr und schützt vor Krankheiten und Infektionen. Diese Eigenschaft macht es zu einer wertvollen Ergänzung für Menschen mit geschwächtem Immunsystem aufgrund ihrer Nebennierenschwäche.

Die Einnahme von Ashwagandha kann eine nachhaltige Verbesserung der körperlichen und geistigen Gesundheit bewirken. Sie revitalisiert den Körper von innen heraus und verleiht ihm eine natürliche Stärke und Ausdauer.

Einnahmeempfehlung:

Im Allgemeinen wird empfohlen, täglich etwa 300 bis 500 Milligramm Ashwagandha-Extrakt einzunehmen. Es kann in Form von Kapseln, Tabletten oder Pulver eingenommen werden. Dennoch sollte immer die Packungsbeilage beachtet werden.

Auf einen Blick:

Pflanze	Herkunft	Allgemeines	Wirkung
Ashwagandha	Ursprung in Indien	Bekannt als „König der ayurvedischen Kräuter“	Senkt den Cortisolspiegel, stärkt das Immunsystem, verbessert das allgemeine Wohlbefinden

Cordyceps

Allgemeines:

Tief in den majestätischen Höhen Tibets gedeiht eine Heilpflanze namens Cordyceps. Mit seiner bemerkenswerten Fähigkeit, die Sauerstoffversorgung des Körpers zu fördern, entfaltet Cordyceps eine transformative Wirkung auf den Organismus.

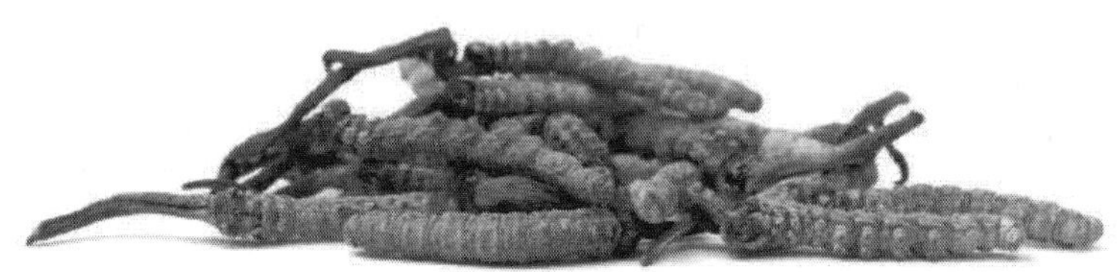

Wirkung:

Dieses Naturwunder ist ein Meister darin, Erschöpfungszustände und Müdigkeit zu lindern. Es ist, als ob der Cordyceps die müden Körperzellen mit neuer Lebensenergie auflädt und ihnen einen erfrischenden Hauch von Vitalität schenkt. Mit jedem Atemzug dringt seine kraftvolle Essenz tief in die Lunge ein und unterstützt den Körper dabei, Sauerstoff effizienter aufzunehmen und zu nutzen.

Durch die Förderung der Sauerstoffversorgung hat Cordyceps auch eine bemerkenswerte Wirkung auf die Ausdauer und sportliche Leistungsfähigkeit. Er verleiht den Muskeln eine zusätzliche Kraft und Vitalität. Der Körper fühlt sich stark und widerstandsfähig an, bereit für neue Herausforderungen.

Cordyceps ist nicht nur ein Meister der physischen Stärke, sondern auch ein wahrer Verbündeter für das emotionale Wohlbefinden. Es hat die Fähigkeit, den Geist zu beruhigen und das innere Gleichgewicht wiederherzustellen. Stress und Anspannung werden sanft gelöst und die Gedanken finden Klarheit und Ruhe. Cordyceps schenkt ein Gefühl von innerer Gelassenheit und Harmonie, das den Strapazen des Alltags trotzt.

Diese außergewöhnliche Heilpflanze ist ein Symbol für Anpassungsfähigkeit und Widerstandskraft. Sie gedeiht in den rauen Höhenlagen Tibets, wo extreme Bedingungen herrschen.

Einnahmeempfehlung:

Im Allgemeinen wird empfohlen, täglich etwa 1 bis 3 Gramm Cordyceps-Pulver oder -Extrakt einzunehmen. Es kann in Form von Kapseln, Tabletten, Pulver oder als Bestandteil von Getränken eingenommen werden.

Auf einen Blick:

Pflanze	Herkunft	Allgemeines	Wirkung
Cordyceps	Gedeiht in den Höhenlagen Tibets	Förderung der Sauerstoffversorgung des Körpers	Linderung von Erschöpfungszuständen, Steigerung der Ausdauer und sportlichen Leistungsfähigkeit, Förderung des emotionalen Wohlbefindens

Ginseng

Allgemeines:

Der Ginseng gedeiht in den Wäldern Asiens, es ist eine Pflanze von unvergleichlicher Schönheit und Heilkraft. Diese krautartige Pflanze, die unter dem botanischen Namen Panax Ginseng bekannt ist, ist seit Jahrhunderten für ihre bemerkenswerten heilenden Eigenschaften berühmt. Für die Behandlung wird vom Ginseng hauptsächlich die Wurzel verwendet.

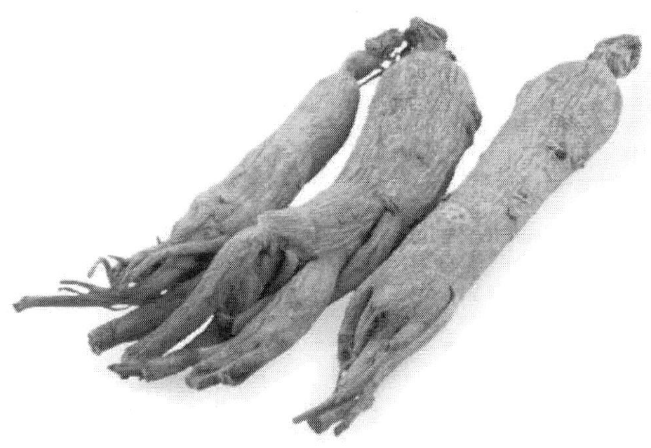

Wirkung:

Mit ihrer Fähigkeit, die Stimmung zu verbessern und die kognitive Leistungsfähigkeit zu steigern, entfesselt sie einen wahren Wirbelwind der positiven Energie. Bei der Einnahme scheint es, als ob der Geist plötzlich von Nebeln befreit wird und sich in einem klaren und fokussierten Zustand befindet.

Neben der geistigen Klarheit hat Ginseng auch einen bemerkenswerten Einfluss auf den Schlaf. Er schenkt einen tiefen und erholsamen Schlummer. Der Ginseng ist ein Hüter der nächtlichen Erholung, der den Menschen in eine Welt voller süßer Träume entführt.

Aber die Wirkung des Ginsengs hört hier nicht auf. Diese Pflanze hat auch die bemerkenswerte Fähigkeit, den Blutzuckerspiegel zu senken. Die Zuckerspitzen und Zuckerabstürze werden gezähmt und der Körper findet eine neue Harmonie in seinem Stoffwechsel. Der Ginseng ist wie ein wachsames Auge, das über den Blutzucker wacht und dafür sorgt, dass er auf einem gesunden und ausgewogenen Niveau bleibt.

Einnahmeempfehlung:

Im Allgemeinen wird empfohlen, täglich etwa 200 bis 400 Milligramm Ginseng-Extrakt einzunehmen. Es kann in Form von Kapseln, Tabletten, Pulver oder als Bestandteil von Getränken eingenommen werden.

Auf einen Blick:

Pflanze	Herkunft	Allgemeines	Wirkung
Ginseng	Ursprung in den Wäldern Asiens	Bekannt für seine heilenden Eigenschaften	Verbesserung der Stimmung und kognitiven Leistungsfähigkeit, Förderung eines erholsamen Schlafs, Senkung des Blutzuckerspiegels

Maca

Allgemeines:
Diese Pflanze findet sich in den peruanischen Zentralanden – die Maca. Diese Pflanze trotzt den extremen Höhenlagen von 4.000 bis 4.500 Metern und enthüllt ihre wertvollen Schätze für diejenigen, die unter Nebennierenschwäche leiden.

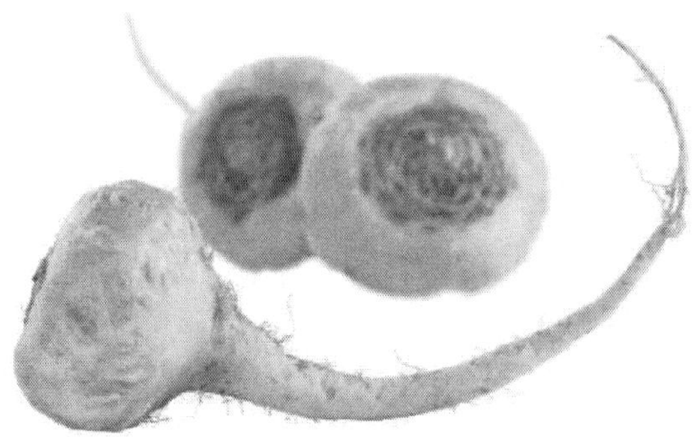

Wirkung:
Die Maca-Pflanze ist wie ein wertvoller Schatz der Natur, reich an Kohlenhydraten, Eiweißen und Mineralien. Sie ist ein wahrer Energiespender und belebt den Körper und Geist mit ihrer vitalisierenden Kraft. Die Maca-Pflanze ist nicht nur ein Geschenk für die körperliche Vitalität, sondern auch für die Sinnlichkeit und Fruchtbarkeit. Sie ist ein natürliches Aphrodisiakum, das die Libido anregt.

Doch ihre Kräfte reichen weit über die körperliche Ebene hinaus. Die Maca-Pflanze ist wie ein wahrer Mentor für den Geist. Sie verbessert die Konzentration und hilft uns, den Fokus auf das Wesentliche zu lenken. Mit ihrer Unterstützung können wir selbst in den herausforderndsten Situationen klar denken und das volle Potenzial entfalten. Sie ist ein Katalysator für die Ausdauer und hilft einem, die Grenzen zu überwinden und die Ziele zu erreichen.

Einnahmeempfehlung:

Im Allgemeinen wird empfohlen, täglich etwa 1,5 bis 3 Gramm Maca-Pulver einzunehmen. Es kann in Smoothies, Joghurt, Müsli oder anderen Speisen gemischt werden.

Auf einen Blick:

Pflanze	Herkunft	Allgemeines	Wirkung
Maca	Peruanische Zentralanden	Energielieferant, Aphrodisiakum, mentale Konzentration	Steigerung der Vitalität, Unterstützung der Libido

Mariendistel

Allgemeines:

Die Mariendistel findet sich in den Landschaften Südeuropas, Nordafrikas und Westasiens. Ihre zarten Blütenblätter und stacheligen Blätter erzählen eine Geschichte von Heilung und Erneuerung. Die Mariendistel ist eine wahre Meisterin der Entgiftung und ein kostbares Geschenk für diejenigen, die unter Nebennierenschwäche leiden.

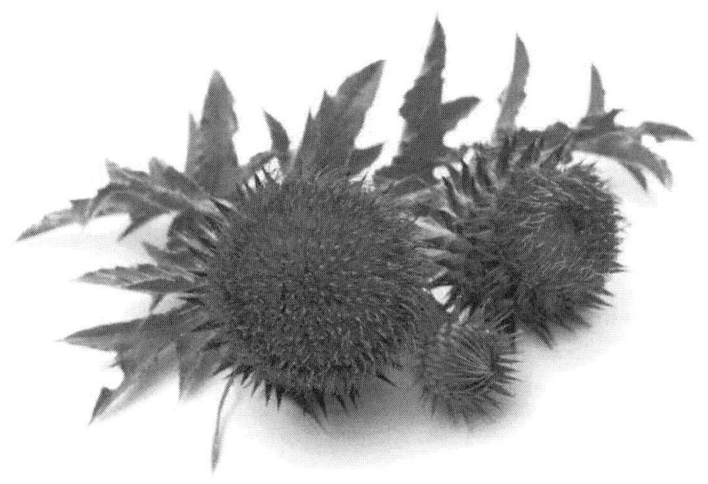

Wirkung:

Die Mariendistel ist wie ein Schutzschild für die Leber, der vor den Angriffen chronisch-entzündlicher Krankheiten wie Hepatitis und Zirrhose bewahrt. Sie betritt die Bühne des Körpers und entfaltet ihre Kräfte, um das Gewebe zu regenerieren und die Gesundheit zu stärken. Ihre sanften Berührungen lassen die Leber aufatmen und von innen heraus erstrahlen.

Doch die Mariendistel ist nicht nur eine Rettungskraft für die Leber, sondern sie streckt ihre Wurzeln tief in den gesamten Stoffwechsel aus. Sie gleicht aus, was aus dem Gleichgewicht geraten ist, und führt uns auf den Weg der Vitalität und Gesundheit. In ihren Blütenblättern und stacheligen Blättern liegt die Essenz der Heilung verborgen.

Einnahmeempfehlung:

In der Regel liegt die empfohlene Tagesdosis für Mariendistel-Extrakt zwischen 200 und 400 Milligramm, aufgeteilt auf zwei bis drei Einnahmen pro Tag. Es kann in Form von Kapseln, Tabletten oder Tinkturen eingenommen werden.

Auf einen Blick:

Pflanze	Herkunft	Allgemeines	Wirkung
Mariendistel	Südeuropa, Nordafrika, Westasien	Schutzschild für die Leber, Geweberegeneration	Entgiftung, Stärkung der Leber, Förderung der Gesundheit

Reishi

Allgemeines:

Die adaptogene Heilpflanze Reishi stammt ebenfalls aus Asien. Mit seinem glänzenden Äußeren und seiner legendären Bedeutung als Symbol für das ewige Leben hat dieser Vitalpilz die Kraft, die Nebennierenschwäche zu besiegen und Körper sowie Geist zu revitalisieren.

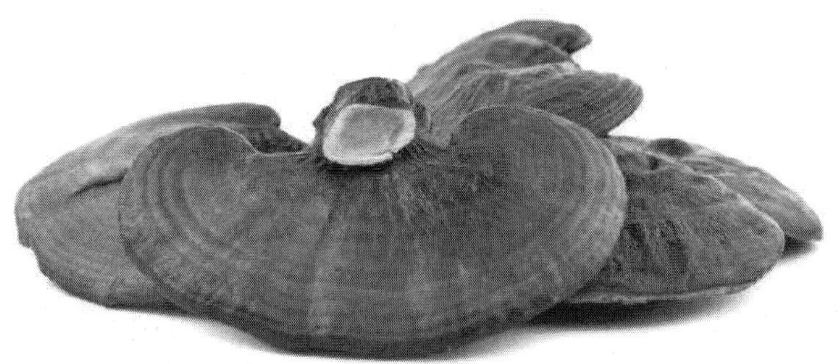

Wirkung:

Der Reishi, auch bekannt als der glänzende Lackporling mit seinen leuchtenden Farben, ist eine wahre Quelle der Vitalität. Seine antioxidativen Eigenschaften machen ihn zu einem wahren Kämpfer gegen Stress und dessen schädliche Auswirkungen auf den Körper. Wie ein schützender Umhang umhüllt er den Organismus und verteidigt ihn vor den Angriffen des modernen Lebens. Der Reishi schenkt dem Körper ein Gefühl von Ruhe und Ausgeglichenheit, während er gleichzeitig die Abwehrkräfte stärkt und den Stresspegel senkt.

Doch die Wirkung des Reishi beschränkt sich nicht nur auf die Bekämpfung von Stress. Er ist auch ein treuer Verbündeter des Herzens und des Kreislaufsystems. Mit seiner sanften Natur unterstützt er das Herz dabei, stark und gesund zu bleiben. Nach einer kontinuierlichen Einnahme von acht Wochen entfaltet der Reishi seine volle Wirkung und erfüllt das Herz mit neuem Leben und Energie.

Doch der Reishi ist nicht nur ein Wunderwerk für den Körper, sondern auch für den Geist. Er hat die Fähigkeit, den Geist zu beruhigen und die Konzentration zu verbessern. Die Gedanken werden klarer und die Sinne schärfen sich. Der Reishi öffnet die Tore zu einem erhabenen Zustand der Gelassenheit und des inneren Friedens. Die Stärke des Reishi liegt in seiner langfristigen

Wirkung. Es ist ratsam, den Reishi über einen längeren Zeitraum einzunehmen, um sein volles Potenzial zu entfalten und die gewünschten Ergebnisse zu erzielen. Von der Linderung von Stress bis hin zur Unterstützung des Herzens und der Förderung eines klaren Geistes.

Einnahmeempfehlung:

In der Regel liegt die empfohlene Tagesdosis für Reishi-Extrakt zwischen 1 und 3 Gramm, aufgeteilt auf zwei bis drei Einnahmen pro Tag. Es kann in Form von Kapseln, Pulver oder als Bestandteil von Tee oder anderen Getränken eingenommen werden.

Auf einen Blick:

Pflanze	Herkunft	Allgemeines	Wirkung
Reishi	Asien	Symbol für das ewige Licht	Bekämpfung von Stress und Revitalisierung von Körper und Geist, Unterstützung des Herz-Kreislauf-Systems, Beruhigung des Geistes und Verbesserung der Konzentration

Rosenwurz

Allgemeines:

Hoch oben in den frostigen Weiten Skandinaviens, Grönlands und Sibiriens gedeiht eine bemerkenswerte Heilpflanze, die ihre Wurzeln tief in den arktischen Böden verankert hat – der Rosenwurz. Mit seinen mehr als 140 aktiven Bestandteilen ist er ein wahres Meisterwerk der Natur und eines der begehrtesten Adaptogene, das die Nebennierenschwäche erfolgreich bekämpfen kann.

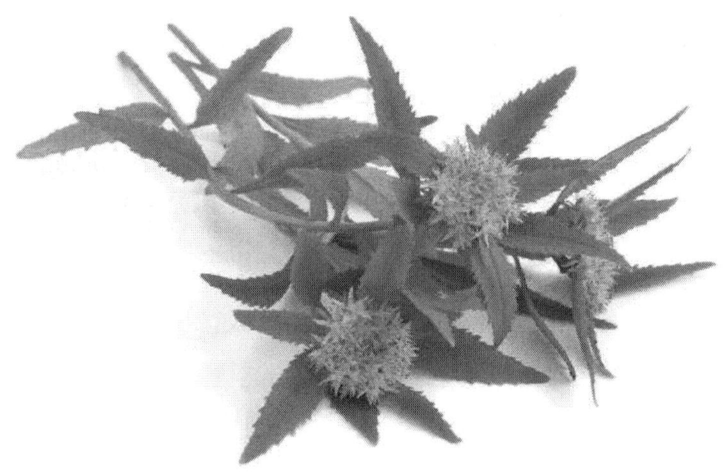

Wirkung:

Der Rosenwurz ist ein wahrer Schatz des Nordens und offenbart seine außergewöhnlichen Kräfte, um die Stimmung zu verbessern und die düsteren Schatten der Müdigkeit und des Burnouts zu vertreiben. Seine tiefgreifenden Eigenschaften wirken wie ein belebender Sonnenstrahl in einem kalten Winter, der die Seele erwärmt und das Gemüt erhellt. Der Rosenwurz ist ein wertvoller Verbündeter, der uns dabei hilft, die dunklen Tage zu überwinden und mit neuer Energie und Vitalität aufzublühen.

Eine der Eigenschaften des Rosenwurzes ist seine Fähigkeit, die Ausschüttung von Cortisol zu reduzieren. Cortisol, das uns in Zeiten der Belastung quält, wird sanft von dem Rosenwurz in seine Schranken gewiesen. Er nimmt uns an die Hand und führt uns auf einen ruhigen Pfad der Gelassenheit und des inneren Friedens. Die Nebennieren atmen auf und finden Erholung in den beruhigenden Armen des Rosenwurzes.

Doch damit nicht genug. Er beeinflusst den Serotoninspiegel im Körper. Serotonin, das Glückshormon, das uns Freude und Zufriedenheit schenkt, wird von dem Rosenwurz liebevoll genährt und gestärkt. Er entfesselt eine Welle der positiven Emotionen und umgibt uns mit einem unsichtbaren Schutzschild vor den Stürmen des Alltags.

Um die besten Ergebnisse zu erzielen, ist eine langfristige Einnahme empfehlenswert.

Einnahmeempfehlung:

In der Regel liegt die empfohlene Tagesdosis für Rosenwurz-Extrakt zwischen 200 und 600 mg, aufgeteilt auf zwei bis drei Einnahmen pro Tag. Es kann in Form von Kapseln, Pulver oder als Bestandteil von Tee oder anderen Getränken eingenommen werden.

Auf einen Blick:

Pflanze	Herkunft	Allgemeines	Wirkung
Rosenwurz	Skandinavien, Grönland, Sibirien	Überwindung von Müdigkeit und Burnout	Verbesserung der Stimmung, Reduzierung von Cortisol, Förderung des Serotoninspiegels

Schisandra-Beere

Allgemeines:

Die Schisandra-Beere findet sich im Fernen Osten, in China. Sie ist eine wahre Königin der Heilpflanzen und hat in der traditionellen Kräutermedizin eine lange Geschichte. Was diese Beere so einzigartig macht, sind ihre fünf unterschiedlichen Geschmacksrichtungen: salzig, süß, sauer, scharf und bitter. In dieser harmonischen Vereinigung der Aromen liegt ihre unvergleichliche Kraft verborgen.

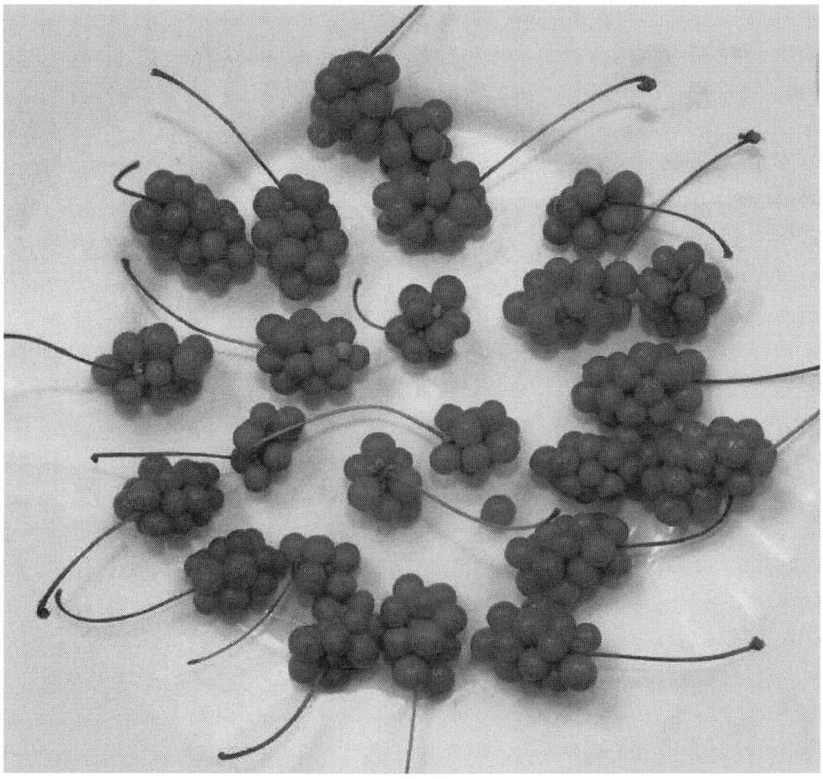

Wirkung:

Die Schisandra-Beere ist wie ein wahrer Wächter der Gesundheit, der Krankheiten mit ihrem scharfen Schwert abwehrt und das Immunsystem mit ihrer süßen Liebkosung stärkt. Sie ist eine Quelle der Vitalität und spendet Energie, um den Geist zu beleben und das Gedächtnis zu unterstützen. In den Tiefen der Schisandra-Beere verbirgt sich eine geheimnisvolle Essenz, die das Feuer der Leidenschaft entfacht und die Libido zum Erblühen bringt. Doch ihre Macht reicht weit über die Grenzen der Jugend hinaus, denn die Schisandra-

Beere hat auch im hohen Alter noch ein Ass im Ärmel. Sie ist ein wahres Verjüngungselixier und schenkt der Vitalität neue Lebenskraft. Ihre magische Berührung erweckt die Lebensgeister und lässt uns mit sprühender Energie und jugendlicher Ausstrahlung erstrahlen.

Einnahmeempfehlung:

In der Regel liegt die empfohlene Tagesdosis für Schisandra-Beeren-Extrakt zwischen 500 und 1500 mg, aufgeteilt auf zwei bis drei Einnahmen pro Tag. Es kann in Form von Kapseln, Pulver oder als Bestandteil von Tee oder anderen Getränken eingenommen werden.

Auf einen Blick:

Pflanze	Herkunft	Allgemeines	Wirkung
Schisandra-Beere	Ferner Osten Chinas	Fünf Geschmacksrichtungen (salzig, süß, sauer, scharf, bitter)	Stärkung des Immunsystems, Belebung des Geistes und Unterstützung des Gedächtnisses, Verjüngung und Vitalitätssteigerung

Tulsi

Allgemeines:

Tulsi findet sich in Indien. Dieses heilige Basilikum, das auch als „Königin der Kräuter" verehrt wird, enthüllt seine bemerkenswerten Kräfte, um jene zu unterstützen, die unter Nebennierenschwäche leiden.

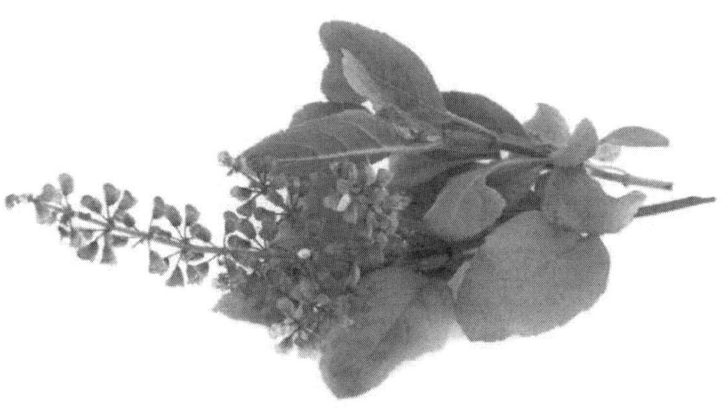

Wirkung:

Tulsi ist wie ein kostbarer Schatz der Natur, der in seinen zarten Blättern und duftenden ätherischen Ölen eine Vielzahl von heilenden Verbindungen birgt. Die Inhaltsstoffe dieser aromatischen Pflanze haben sich im Laufe der Jahrhunderte als wirksam bei der Behandlung verschiedener Krankheiten, psychischer Beschwerden und Entzündungen erwiesen. Es ist, als ob die Natur selbst uns eine Medizin geschenkt hat, die sanft und doch kraftvoll die Gesundheit unterstützt.

Tulsi ist ein wahrer Zauberer, wenn es darum geht, Stress abzuwehren und die innere Ruhe wiederherzustellen. Inmitten des hektischen Lebens lässt uns diese heilige Pflanze zur Ruhe kommen und die Sorgen des Alltags vergessen. Sie ist eine wohltuende Alternative zu Kaffee oder grünem Tee, die uns mit ihrer natürlichen Energie belebt und gleichzeitig den Geist beruhigt.

Einnahmeempfehlung:

In der Regel liegt die empfohlene Tagesdosis für Tulsi-Tee oder Tulsi-Extrakt bei 1 bis 2 Tassen Tee oder 300 bis 600 mg Extrakt pro Tag.

Auf einen Blick:

Pflanze	Herkunft	Allgemeines	Wirkung
Tulsi	Indische Gärten	Heilende Verbindungen, Stressabbau, innere Ruhe	Stressreduktion, Förderung der Gelassenheit

DER TEST: WELCHES ADAPTOGEN EIGNET SICH FÜR MICH?

Beantworten Sie die folgenden Fragen, um herauszufinden, welches Adaptogen am besten zu Ihnen passen könnte:

- Wie fühlen Sie sich im Allgemeinen?

a) Gestresst und überlastet
b) Energielos und müde
c) Nervös und ängstlich
d) Ausgeglichen und stabil
e) Ungleichgewichtig und hormonell belastet
f) Mit Leberproblemen oder einem Bedarf an Entgiftung
g) Mit geschwächtem Immunsystem und häufigen Erkältungen
h) Mit Gedächtnis- und Konzentrationsproblemen
i) Mit Schlafstörungen und schlechter Schlafqualität

- Welche Symptome treten bei Ihnen auf?

a) Schlafstörungen, Erschöpfung, Konzentrationsprobleme
b) Mangelnde Ausdauer, niedrige Energie, schwaches Immunsystem
c) Nervosität, Angstzustände, Unruhe
d) Gleichmäßige Stimmung, gute Stressbewältigung, solider Schlaf
e) Hormonelle Dysbalance, Libidoverlust, Menstruationsbeschwerden
f) Leberprobleme, Verdauungsstörungen, Toxizitätssymptome
g) Häufige Erkältungen, geschwächtes Immunsystem
h) Gedächtnisprobleme, Konzentrationsstörungen
i) Schlafstörungen, schlechte Schlafqualität

- Wie ist Ihr Stresslevel?

a) Hoch, ich habe Schwierigkeiten, mit Stress umzugehen
b) Sehr hoch, ich fühle mich oft überfordert
c) Mäßig hoch, ich bin oft angespannt und nervös
d) Niedrig, ich habe gute Stressbewältigungsfähigkeiten
e) Schwankend, ich habe hormonell bedingten Stress
f) Gemäßigt, aber ich habe Leberbelastung und -stress
g) Gemäßigt, aber ich habe ein geschwächtes Immunsystem
h) Gemäßigt, aber ich habe Gedächtnis- und Konzentrationsprobleme
i) Hoch, ich habe Schlafstörungen und eine schlechte Schlafqualität

- Welche Effekte suchen Sie?

a) Stressabbau und Unterstützung der Nebennierenfunktion
b) Steigerung der Energie und Ausdauer
c) Beruhigung des Nervensystems und Stressminderung
d) Erhaltung der allgemeinen Gesundheit und Stabilität
e) Hormonausgleich und Unterstützung des Fortpflanzungssystems
f) Leberschutz und Entgiftungsförderung
g) Stärkung des Immunsystems und Vorbeugung von Infekten
h) Verbesserung des Gedächtnisses und der Konzentration
i) Unterstützung eines gesunden Schlafs und Verbesserung der Schlafqualität

Auswertung:
Zählen Sie die Buchstaben, die Sie bei den Antworten gewählt haben, und sehen Sie, welches Adaptogen am häufigsten vorkommt:

A: Ashwagandha
B: Cordyceps
C: Tulsi
D: Ginseng
E: Maca
F: Mariendistel
G: Reishi
H: Rosenwurz
I: Schisandra-Beere

Ergebnisse:
Wenn Sie hauptsächlich A gewählt haben, könnte Ashwagandha das richtige Adaptogen für Sie sein. Es kann Ihnen dabei helfen, Stress abzubauen und die Nebennierenfunktion zu unterstützen.

Wenn Sie hauptsächlich B gewählt haben, könnte Cordyceps das passende Adaptogen für Sie sein. Es kann Ihnen helfen, Ihre Energie und Ausdauer zu steigern und das Immunsystem zu stärken.

Wenn Sie hauptsächlich C gewählt haben, könnte Tulsi (Holy Basil) das geeignete Adaptogen für Sie sein. Es kann Ihnen helfen, das Nervensystem zu beruhigen und Stress zu reduzieren.

Wenn Sie hauptsächlich D gewählt haben, könnte Ginseng das richtige Adaptogen für Sie sein. Es kann Ihnen dabei helfen, Ihre allgemeine Gesundheit und Stabilität aufrechtzuerhalten und Stress besser zu bewältigen.

Wenn Sie hauptsächlich E gewählt haben, könnte Maca das passende Adaptogen für Sie sein. Es kann Ihnen helfen, eine hormonelle Balance herzustellen und das Fortpflanzungssystem zu unterstützen.

Wenn Sie hauptsächlich F gewählt haben, könnte Mariendistel das richtige Adaptogen für Sie sein. Es kann Ihnen dabei helfen, Ihre Leber zu schützen und die Entgiftung zu fördern.

Wenn Sie hauptsächlich G gewählt haben, könnte Reishi das passende Adaptogen für Sie sein. Es kann Ihnen helfen, Ihr Immunsystem zu stärken und Infektionen vorzubeugen.

Wenn Sie hauptsächlich H gewählt haben, könnte Rosenwurz das geeignete Adaptogen für Sie sein. Es kann Ihnen dabei helfen, Ihr Gedächtnis und Ihre Konzentration zu verbessern.

Wenn Sie hauptsächlich I gewählt haben, könnte die Schisandra-Beere das richtige Adaptogen für Sie sein. Es kann Ihnen dabei helfen, einen gesunden Schlaf zu unterstützen und die Schlafqualität zu verbessern.

Gewohnheiten und Lifestyle-Entscheidungen

Inmitten des geschäftigen Treibens des modernen Lebens, eingehüllt in den steten Strom von Terminen und Verantwortlichkeiten, ist es leicht, den eigenen Körper aus den Augen zu verlieren. Doch tiefer in uns, in den verborgenen Ecken der Anatomie, befindet sich ein fein abgestimmtes Netzwerk von Organen und Drüsen, das das Wohlbefinden und die Vitalität maßgeblich beeinflusst.

Um die Nebennierenschwäche zu lindern und das fragile Gleichgewicht wiederherzustellen, sind bewusste Gewohnheiten und Lifestyle-Entscheidungen von entscheidender Bedeutung. Es ist eine Reise, die mit kleinen Schritten beginnt und von Tag zu Tag an Fahrt gewinnt. Der Weg zu einem ausgeglichenen Leben, das von Vitalität und Widerstandsfähigkeit erfüllt ist, erfordert Ihre Aufmerksamkeit und Ihr Engagement.

Der Zusammenhang von Blutzucker und Cortisol

Der Zusammenhang zwischen Blutzucker und dem Stresshormon Cortisol ist bei Nebennierenschwäche von besonderer Bedeutung. Die Nebennieren spielen eine wichtige Rolle bei der Regulation des Blutzuckerspiegels und der Freisetzung von Cortisol.

Unter normalen Bedingungen ist Cortisol dafür verantwortlich, den Blutzuckerspiegel zu erhöhen, indem es die Glukoseproduktion in der Leber stimuliert. Dieser Anstieg des Blutzuckers dient als Energiequelle für den Körper, um mit Stresssituationen umzugehen.

Bei Nebennierenschwäche kann die Regulation von Cortisol gestört sein, was zu einem dysregulierten Blutzuckerspiegel führen kann. Eine übermäßige Produktion von Cortisol kann zu einer chronischen Erhöhung des Blutzuckerspiegels führen, was wiederum zu Insulinresistenz und letztendlich zu Diabetes führen kann.

Um den Zusammenhang zwischen Blutzucker und Cortisol bei Nebennierenschwäche zu regulieren, ist es wichtig, den Stresspegel zu reduzieren und die Nebennierenfunktion zu unterstützen. Dies kann durch eine angepasste Ernährung, ausreichend Schlaf, Stressmanagement-Techniken wie Meditation und Entspannungsübungen sowie durch den Einsatz adaptogener Pflanzen unterstützt werden. Es ist ratsam, bei Verdacht auf Nebennierenschwäche einen Arzt oder Fachmann zu konsultieren, der die entsprechenden Untersuchungen durchführen und eine individuell angepasste Therapie empfehlen kann. Die Regulation des Blutzuckerspiegels und die Optimierung der Nebennierenfunktion sind wichtige Aspekte, um die Gesundheit zu verbessern und das Wohlbefinden wiederherzustellen.

Morgenroutine

In den frühen Morgenstunden, wenn die ersten Sonnenstrahlen zu sehen sind, beginnt ein magisches Ritual, das seine Wurzeln in der alten indischen Gesundheitsphilosophie des Ayurveda hat. Dieses Ritual ist wie eine wohltuende Brise, die sanft über den Körper streicht und die Nebennieren belebt.

Die ayurvedischen Weisen nennen es die „Dusche von innen" – ein kostbares Geschenk an den Körper, um ihn zu erfrischen und zu beleben. Es ist das morgendliche warme Wasser, das wie ein heilendes Elixier wirkt und den Körper in einen Zustand des Wohlbefindens versetzt. Wenn Sie ein kleines Ritual in Ihren Alltag integrieren möchten, dann ist dies der perfekte Anfang.

Stellen Sie sich vor, wie Sie behutsam das warme Wasser in Ihre Hände nehmen und einen Schluck davon trinken. Es ist, als ob der Fluss des Wassers den Durst Ihrer Seele stillt und Ihren Körper mit neuer Energie auflädt. Sie können es mit einem Hauch von Zitrone verfeinern, um Ihren Geist zu erfrischen, oder mit Kurkuma, um Ihre innere Balance zu stärken. Ein winziger Löffel Apfelessig kann sanft Ihre Verdauung wecken und sie in Schwung bringen.

Anleitung: So reichern Sie Ihr Wasser aromatisch an – eine Anleitung:

- Füllen Sie einen Wasserkocher oder einen Topf mit Wasser und erhitzen Sie es auf die gewünschte Temperatur. Es sollte warm, aber nicht zu heiß sein.
- Gießen Sie das warme Wasser vorsichtig in eine Tasse oder ein Glas, sodass es angenehm in Ihren Händen liegt.
- Nehmen Sie einen Moment, um das warme Wasser zu spüren und sich auf den Moment des Genusses zu konzentrieren. Schließen Sie Ihre Augen und stellen Sie sich vor, wie das Wasser Ihren Durst stillt und Ihren Körper revitalisiert.
- Wenn Sie möchten, können Sie das Wasser mit einem Hauch von Zitrone verfeinern, indem Sie ein paar Tropfen frischen Zitronensaft hinzufügen. Dies verleiht dem Wasser einen erfrischenden Geschmack und kann Ihren Geist beleben.
- Alternativ können Sie einen kleinen Teelöffel Kurkuma hinzufügen, um Ihrem Wasser eine zusätzliche gesundheitsfördernde Eigenschaft zu verleihen. Kurkuma wird traditionell für seine entzündungshemmenden und ausgleichenden Eigenschaften geschätzt.
- Wenn Sie Ihre Verdauung sanft anregen möchten, fügen Sie einen winzigen Löffel Apfelessig hinzu. Dies kann dazu beitragen, die Verdauungsfunktion zu unterstützen und den Stoffwechsel anzukurbeln.
- Rühren Sie das Wasser sanft um, um die Aromen zu verteilen.

Dieses einfache Ritual hat eine tiefgreifende Wirkung auf Ihren Körper. Das warme Wasser reinigt und hydratisiert Ihren Organismus.

Diese morgendliche Routine ist mehr als nur ein Akt der Hygiene. Sie ist eine Verbindung zu den jahrhundertealten Weisheiten des Ayurveda, die uns daran erinnern, dass wir den Körper achten und pflegen müssen. Es ist ein Moment der Ruhe und des Innehaltens, in dem Sie sich selbst Zeit schenken, um im Einklang mit Ihrem Körper zu sein. Es ist eine einfache Geste, die eine große Wirkung entfaltet und Ihnen hilft, Ihre natürliche Vitalität wiederzuentdecken.

Gesunde Schlafroutine

In einer Welt, die von digitalen Medien dominiert wird, ist es wichtig, die Nebennieren zu beruhigen und dem Körper die Möglichkeit zu geben, sich zu regenerieren.

Wir alle wissen, dass blaues Licht und der Konsum digitaler Medien eine aufputschende Wirkung auf den Körper und Geist haben können. Daher ist es ratsam, diese Aktivitäten vor dem Schlafengehen zu vermeiden. Die Fülle an Informationen, mit der wir täglich konfrontiert sind, kann den Geist überfordern und es uns schwer machen, zur Ruhe zu kommen. Statt uns in die Welt der Bildschirme zu vertiefen, sollten wir uns darauf konzentrieren, Körper und Geist auf den Schlaf vorzubereiten.

Ein wichtiger Schritt dabei ist, in einem dunklen und kühlen Raum zu schlafen. Wenn das Licht im Raum gedämpft ist und die Dunkelheit langsam über uns hereinbricht, sendet das Gehirn das Signal, dass der Tag zu Ende ist. Es ist eine Einladung an den Körper, sich zu entspannen und abzuschalten. Die Dunkelheit ermöglicht es den Nebennieren, zur Ruhe zu kommen und die dringend benötigte Erholung zu finden.

Zusätzlich zur Dunkelheit spielt auch die Raumtemperatur eine entscheidende Rolle für einen erholsamen Schlaf. Eine kühle Umgebung sorgt dafür, dass der Körper nicht von äußeren Einflüssen überhitzt wird.

Wenn wir uns auf diese gesunde Schlafroutine einlassen, schaffen wir einen Raum der Stille und des Friedens, in dem die Nebennieren zur Ruhe kommen können. Es ist eine Zeit der Regeneration und des Wachstums, in der der Körper die Energie tankt, die er für den kommenden Tag benötigt. Indem wir uns von der Hektik des Alltags lösen und uns bewusst auf den Schlaf vorbereiten, ermöglichen wir es den Nebennieren, sich zu erholen und die körperliche und geistige Gesundheit zu fördern.

Tipps – das sollten Sie für einen gesunden Schlaf beachten

- Vermeiden Sie den Konsum digitaler Medien und das grelle Licht von Bildschirmen mindestens eine Stunde vor dem Zubettgehen. Das blaue Licht kann den Schlaf-Wach-Rhythmus stören und die Aktivität der Nebennieren anregen. Stattdessen sollten Sie sich auf entspannende Aktivitäten wie das Lesen eines Buches, Meditation oder ein warmes Bad konzentrieren.

- Schaffen Sie eine optimale Umgebung für Ihren Schlaf, indem Sie Ihren Schlafraum abdunkeln und für eine angenehme Temperatur sorgen. Verwenden Sie Verdunklungsvorhänge oder eine Schlafmaske, um das eindringende Licht zu reduzieren, und stellen Sie sicher, dass die Raumtemperatur kühl genug ist, um Überhitzung zu vermeiden. Dies unterstützt das Signal an Ihr Gehirn, dass es Zeit ist, sich zu entspannen und den Körper zur Ruhe zu bringen.

- Führen Sie eine Reihe von Entspannungsritualen ein, um Körper und Geist auf den Schlaf vorzubereiten. Dazu können Atemübungen, sanfte Dehnungen, ein beruhigender Kräutertee oder eine kurze Meditation gehören. Diese Rituale helfen dabei, den Stress des Tages loszulassen und eine ruhige und friedliche Atmosphäre zu schaffen, die den Nebennieren die Möglichkeit gibt, sich zu erholen.

KOFFEIN, ALKOHOL, NIKOTIN UND CO.

Zur Erinnerung: Koffein, Alkohol, Nikotin und andere stimulierende Substanzen – sie alle wirken wie Feinde des tiefen Schlafes und beeinflussen, wie zuvor schon erwähnt, die Nebennierenfunktion. Diese Substanzen geben dem Körper eine anregende Information, die es ihm erschwert, in einen Zustand der Entspannung und Regeneration zu gelangen. Wir kennen sie alle: Kaffee, Nikotin, aber auch anregende Teesorten und sogar Zucker.

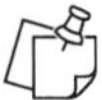

Hinweis:

Es ist ratsam, sämtliche dieser Stoffe spätestens vier Stunden vor dem Zubettgehen zu meiden, um dem Körper die Möglichkeit zu geben, sich auf seine Regenerationsprozesse zu konzentrieren und Giftstoffe abzubauen.

Es ist nicht nur wichtig, diese stimulierenden Substanzen vor dem Schlafengehen zu vermeiden, sondern auch den allgemeinen Stresspegel über den Tag verteilt zu kontrollieren. Ein hoher Stresspegel belastet die Nebennieren zusätzlich und erschwert es ihnen, sich zu erholen. Stress kann in vielen Formen auftreten – seien es berufliche Drucksituationen, persönliche Sorgen oder hektische Lebensumstände. Es ist von großer Bedeutung, Wege zu finden, um den Stress zu reduzieren und den Geist zu beruhigen.

Neben den genannten stimulierenden Substanzen und dem Stress ist es auch wichtig, generell Gifte zu vermeiden. Giftstoffe belasten den Körper und können die Funktion der Nebennieren beeinträchtigen. Dazu zählen beispielsweise Umweltverschmutzung, chemische Zusatzstoffe in Lebensmitteln und auch der übermäßige Gebrauch von Haushaltsreinigern. Das Umfeld muss bewusst von Giftstoffen befreit werden und eine gesunde und natürliche Lebensweise muss gepflegt werden, um die Nebennieren zu unterstützen und zu ihrer Regeneration beizutragen.

Wenn wir uns bewusst dafür entscheiden, Koffein, Alkohol, Nikotin und andere stimulierende Substanzen zu vermeiden, den Stresspegel zu kontrollieren und Gifte aus dem Leben zu verbannen, schaffen wir optimale Bedingungen für die Nebennieren. Sie können sich erholen und ihre wichtige Funktion im Körper wieder vollständig erfüllen.

In einer Welt, die von zahlreichen Verlockungen und Stressfaktoren geprägt ist, ist es eine bewusste Entscheidung, auf diese Stimulanzien und Gifte zu verzichten. Es muss die Verantwortung für das eigene Wohlbefinden in die Hand genommen werden und eine Umgebung geschaffen werden, die die Nebennieren stärkt.

Tipps:

- Suchen Sie nach wirksamen Stressbewältigungstechniken, die Ihnen helfen, den Stresspegel über den Tag verteilt zu kontrollieren. Durch die Integration dieser Techniken können Sie den Stress reduzieren und die Nebennieren entlasten.

- Achten Sie darauf, giftige Substanzen in Ihrem Lebensumfeld zu reduzieren. Durch die Minimierung der Belastung durch Gifte unterstützen Sie die Gesundheit Ihrer Nebennieren und tragen zu ihrer Regeneration bei.

- Pflegen Sie einen gesunden Lebensstil, der auf die Bedürfnisse Ihres Körpers eingeht. Stellen Sie sicher, dass Sie ausreichend Zeit für Entspannung und Erholung einplanen und Ihre täglichen Aktivitäten so gestalten, dass sie Stress reduzieren. Ein gesunder Lebensstil fördert das Gleichgewicht im Körper und unterstützt die Nebennierenfunktion.

Nebennierenschwäche – zusammengefasste Erkenntnisse

Innerhalb des Ratgebers wurde eine ganzheitliche Betrachtung der Nebennieren vorgenommen, angefangen von ihrer Rolle im Körper bis hin zu den Ursachen, Symptomen und Behandlungsmöglichkeiten von Nebennierenerkrankungen. Es wurde erkannt, wie wichtig das Hormonsystem ist und wie es mit den Nebennieren interagiert. Zudem wurde Einblick in die Säulen der Nebennierengesundheit gegeben, angefangen bei einem regulierten Hormonsystem bis hin zu Umweltfaktoren, die berücksichtigt werden sollten.

Es wurde sich mit verschiedenen Aspekten des Lifestyles befasst und erkannt, dass Gewohnheiten und Lifestyle-Entscheidungen einen erheblichen Einfluss auf die Gesundheit der Nebennieren haben. Der Zusammenhang zwischen Blutzucker und dem Stresshormon Cortisol wurde untersucht und es wurde aufgezeigt, wie wichtig es ist, eine gesunde Morgenroutine zu etablieren. Die Bedeutung einer ausgewogenen Schlafroutine wurde als wesentlich erachtet, um die Regeneration der Nebennieren zu fördern. Darüber hinaus wurde sich mit den Auswirkungen von Koffein, Alkohol, Nikotin und anderen Substanzen auf die Nebennieren befasst und es wurde dargestellt, dass bewusste Entscheidungen in Bezug auf ihren Konsum eine große Rolle spielen.

Um die Nebennieren zu unterstützen, wurde sich außerdem mit pflanzlichen Hilfen beschäftigt, insbesondere mit adaptogenen Heilpflanzen, die bei Stress und verschiedenen organischen Problemen eingesetzt werden können. Es wurde eine Übersicht der adaptogenen Pflanzen gegeben und ein Test angeboten, um herauszufinden, welches Adaptogen am besten geeignet ist.

Abschließend wurde der Fokus auf Gewohnheiten und Lifestyle-Entscheidungen gelegt, die den Zusammenhang zwischen Blutzucker und Cortisol verdeutlichen. Sie haben also umfassende Informationen über die Nebennieren und ihre ganzheitliche Betrachtung erhalten. Sie haben gelernt, wie wichtig es ist, das Hormonsystem zu regulieren und auf Umweltfaktoren zu achten.

Nutzen Sie die Erkenntnisse und Empfehlungen dieses Buches, um Ihren individuellen Lifestyle anzupassen und ein Gleichgewicht für Ihre Nebennieren zu schaffen. Die Nebennieren spielen eine wichtige Rolle für Ihr allgemeines Wohlbefinden und Ihre Gesundheit und es liegt in Ihrer Hand, sie bestmöglich zu unterstützen.